get it 轻知

食愈力

重塑健康态

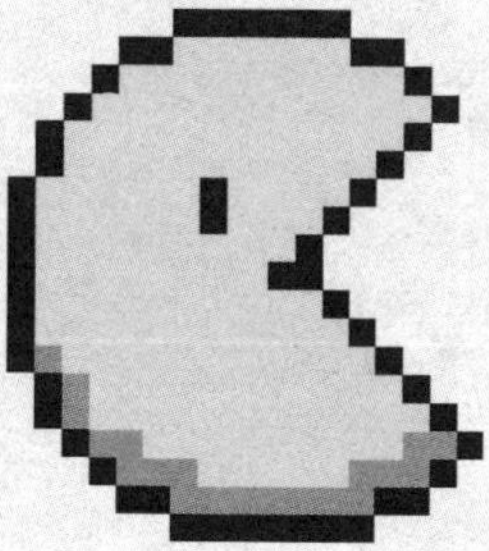

李融融　黄梨煜　黄付敏／主　编
巩俐彤　张　彦／副主编

中国轻工业出版社

图书在版编目（CIP）数据

食愈力：重塑健康态 / 李融融，黄梨煜，黄付敏主编；巩俐彤，张彦副主编. --北京：中国轻工业出版社，2025.9. -- ISBN 978-7-5184-5647-5

Ⅰ. R247.1；TS972.161

中国国家版本馆CIP数据核字第2025054CU2号

责任编辑：瀚　文　　责任终审：腾炎福　　设计制作：锋尚设计
策划编辑：付　佳　　责任校对：朱燕春　　责任监印：张京华

出版发行：中国轻工业出版社（北京鲁谷东街5号，邮编：100040）
印　　刷：艺堂印刷（天津）有限公司
经　　销：各地新华书店
版　　次：2025年9月第1版第1次印刷
开　　本：710×1000　1/16　印张：11
字　　数：200千字
书　　号：ISBN 978-7-5184-5647-5　定价：58.00元
邮购电话：010-85119873
发行电话：010-85119832　010-85119912
网　　址：http://www.chlip.com.cn
Email：club@chlip.com.cn

250142S2X101ZBW

序

你吃下的每一口，都在改变你的身体

在慢性病高发的时代，我们总是充满焦虑地寻找各种“良药”，却常常忽视了真正有益健康又不伤身体的“良药”，它就藏在我们身边——具有治愈能力的天然食物。

现代医学正以日新月异的速度刷新我们对健康的认知，从人群到个体，从细胞到分子，每一个层面的突破，都在重新定义生命与健康的关系。而《柳叶刀》《新英格兰医学杂志》《自然》《细胞》等全球顶级医学期刊刊载的数百项研究成果，则站在了这场变革的前沿。

这些研究深入各个层面，揭示了食物如何在潜移默化中影响我们的健康。这些规模庞大、设计严谨的研究为我们选择正确的食物种类和饮食方式提供了可靠而灵活的依据，让我们每个人都能从中受益。

科学研究的结果告诉我们一个事实：每一口食物，都在深刻地影响着我们的身体和健康。这种影响可以是滋养，也可能是破坏。健康的真正秘诀，并非靠药瓶，而是靠饭碗；并非在诊室，而是在厨房。

而《食愈力：重塑健康态》以美国国立卫生研究院、哈佛大学医学院、斯坦福大学医学院、牛津大学医学院、北京协和医院等全球顶尖医学机构的研究成果为基础，告诉你一个容易被忽略的真相——

你的健康，由你吃下的每一口食物决定。

请注意，这不是一本普通的养生书。当你捧起这本书的那一刻，你的健康观念注定将有所改变。你会发现，原来我们身体内那些看不见的炎症，可能是致命疾病的源头；你会明白，我们每天选择的食物，从颜色到营养素，从分量到做法，都在悄悄地决定着我们的免疫力、肠道健康、血管弹性，甚至衰老速度。

通过全面的梳理和科学的分析，书中向你揭示了神奇的深色食物如何扑灭慢性炎症的火苗，橙黄色食物如何激活身体的免疫防线，绿色食物如何修复肠道、改善消化，红色食物如何为我们的血管和心脑健康保驾护航。

这里没有晦涩难懂的学术术语，只有直击人心的真相以及与你我生活息息相关的知识。我们不仅告诉你“为什么”，更重要的是“如何做”——书中100道美味易操作的健康食谱，让你随时随地把前沿医学研究成果落实到餐桌上，真正感受到“食愈”的力量。

也许，过去的你从未想到：

你吃下的每一口，都能成为治愈身体的力量；

你做出的每一次选择，都可能重塑你的健康。

而从今天开始，你将真正明白：

选择食物，就是选择命运。

现在，就让我们一起，打开这本书，开启一场前所未有的自我健康革命！

目录

Part 4 从消化不良到“消化优良”

Part 5 让血管和心脑保持年轻的秘诀

Part 6 延缓衰老，让细胞重回年轻态

Part 1

食愈力，让健康再生的力量

1 你的健康，是你吃出来的

你是否曾思考过，每天进入你体内的食物，究竟在以怎样的方式影响着你的健康？

在日复一日的忙碌生活中，可能很多人很难真正意识到，食物对身体的深远影响。其实，你吃的每一口食物都在决定着你的身体状态和健康走向。

食物如何影响身体的运作

简单来说，食物就是我们身体的原材料。我们的每一根神经、每一块肌肉、每一个细胞，都依赖我们摄入的食物来提供养分和能量。科学研究早已证明，饮食直接影响身体的健康，甚至能决定人是否会患病，或者患病后多久才能恢复健康。

我们常常低估食物在身体内部所引发的变化，而实际上，食物对身体的每一次影响，都在悄无声息中决定着我们的健康状态。每一种食物进入体内后，都在身体内部发挥着不同的作用。这些作用并非短期内就能显现，而是通过长时间的积累，逐渐影响各系统的运作和健康。

首先，食物为我们提供能量。我们的日常活动——从思考、运动到身体的各种生命活动，都需要能量来维持。不同的食物以不同的方式提供能量。简单糖类和精加工碳水化合物，通常会在短时间内迅速转化为血糖，为身体提供即时能量，但这种能量也很容易消耗殆尽，随之而来的是血糖波动。而复杂碳水化合物、健康脂肪和优质蛋白则提供持续的、稳定的能量来源，保持身体长时间的平稳运作。

其次，食物是细胞和组织的构建材料。我们的身体是由数以亿计的细胞组成的，每一秒钟，成千上万的细胞在更新和修复。你每天吃进去的碳水化合物、蛋白质、脂肪、维生素和矿物质，直接参与细胞的修复与新陈代谢。健康的饮食能够促进细胞的再生和修复，而不健康的饮食则可能会破坏细胞的功能和结构，甚至造成不可逆的损害。

更重要的是，食物能够影响身体的免疫系统，调节内分泌和神经系统。很多疾病的根源，其实是长期不当饮食导致身体免疫力下降、代谢失衡，甚至激素分泌紊乱。不健康的饮食习惯可能会让身体进入一种持续的“免疫抑制”状态，使得我们更容易受到外界病原体的侵害。

吃错了，当然会生病

如果说食物对健康的影响是显而易见的，那么它对疾病的推动作用则是潜移默化的。我们不一定能马上感受到吃错食物所带来的影响，但随着时间的推移，这些隐患逐渐显现，往往在我们不经意之间，疾病悄然上门。

长期不合理饮食，包括高热量、高脂肪、高盐、高糖、低蛋白、低微量元素的摄入，都会扰乱身体内部的平衡。这些食物不仅容易导致体重增加、血压升高，还会影响体内各个系统的功能。

例如，过量的糖分摄入，会导致血糖的剧烈波动，长此以往，身体对胰岛素的敏感性逐渐降低，进而引发胰岛素抵抗，最终可能演变为2型糖尿病。而高脂饮食则会导致血脂异常，促进动脉粥样硬化的形成，进而引发心血管疾病。

更为可怕的是，这些饮食习惯会引起体内的慢性炎症反应，它是许多慢性病的根源，长期的低度炎症状态与糖尿病、癌症、阿尔茨海默病（AD）等疾病的发生密切相关。

除了高糖饮食，高盐饮食也对身体造成严重影响，过量的钠摄入会导致高血压，长期高血压则会增加脑卒中和心脏病的风险。此外，现代人常常摄入大量的加工食品，这些食品中的有些化学成分会在体内蓄积，从而影响代谢和肝功能，甚至增加肾脏负担。

所谓“病从口入”。如果我们长期吃一些有损健康的食物，日积月累，就会增加疾病的发生风险。我们需要做的不仅仅是生病之后积极治疗，而是在患病之前，通过正确的饮食来维护健康。

饮食是自愈力的催化剂

我们并不会轻易地被疾病击倒，一个很重要的原因，就在于人体有自愈的能力，这是一种强大的自我修复和调节能力，能够帮助我们从疾病状态中逐渐康复。如果没有自愈力，一次小感冒，甚至是一次小的皮肤划伤，都有可能带走我们的生命。

但这种能力并不是随时都能够发挥作用的，它需要通过正确的营养来激活。换句话说，正确的饮食能够促使身体的自愈机制发挥作用，帮助身体在面对疾病和健康挑战时，能够更好地恢复。

自愈力的激活，来源于健康的免疫系统。免疫系统的核心功能包括对抗外来病原体和内源性损伤。如果我们通过饮食为身体提供了足够的抗氧化物质和营养物质，免疫系统便能够更高效地运作，迅速识别并修复受损细胞，清除体内的有害物质，帮助身体更好地抵御疾病。特别是在面对现代社会中各种环境压力、污染、病毒等外界威胁时，一个强大的免疫系统显得尤为重要。相反，如果我们的饮食不健康，缺乏必要的营养支持，免疫系统便会变得脆弱，身体的修复能力也会下降。

健康的饮食还能够帮助调节内分泌。内分泌失调会导致许多健康问题，如肥胖、代谢综合征、焦虑、抑郁等。通过饮食调节，我们可以避免内分泌系统紊乱，使激素水平保持在正常范围内，从而让身体保持最佳的自愈状态。

食物的力量远远超出我们的认知，它不仅是生存的基本需求，更是决定健康与疾病的关键因素。我们的身体每天都在“吃”出健康，或者“吃”出疾病。

因此，健康不仅是通过药物来“恢复”的，它更是通过科学的饮食、正确的生活方式和良好的心态来“维护”和“增强”的。选择什么样的食物，决定了你将走向什么样的健康之路。你所吃的每一口食物，都是你身体健康的构建砖块。

2

发现食物的神奇力量

在古老的文化中，食物不仅是用来满足生理需求的基本物质，它还被赋予了治病救人的神奇力量。

从中国的药食同源，到西方的替代疗法，食物被认为是维护健康、治疗疾病的重要手段。人类几千年的饮食智慧，在今天被越来越多的科学研究所证实，食物的健康功效早已超越了传统的经验之谈，成为现代医学的重要研究领域。

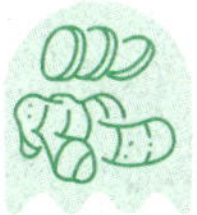

药食同源：古代中医的独特智慧

中国传统医学提出了“药食同源”的理念，意思是食物和药物来源于同一类自然物质，并且很多食物本身就具有药理作用。在《黄帝内经》中就有食物与健康之间密切关系的记录。中医认为，食物不仅能提供人体所需的能量和营养，还能够调和阴阳、疏通气血、滋养脏腑，甚至祛病治病。

中医经典《本草纲目》详细描述了多种食物的药用功能，认为不同的食物具有“寒、热、温、凉”的性质，通过合理饮食，可以帮助调节人体内外环境，增强身体的自愈力。

例如，姜被中医誉为“温中散寒”的良药，它不仅在缓解风寒感冒时发挥重要作用，还是许多传统药膳中不可或缺的食材。又如，枸杞子被认为有“滋阴补肾，养肝明目”的功效，至今仍广泛用于现代养生食疗中。

中医讲究的是“治未病”，强调通过日常饮食来维护身体的平衡，而不仅是等到生病之后才去治疗。因此，食物在中医中被视为一种治病的手段，它的神奇力量不仅在于消除病症，还在于预防疾病、促进身体的自我修复。

西方替代疗法：食物的治疗潜力

与中医类似，西方也有不少替代疗法，强调食物的治疗作用。虽然古代西方医学多以草药和矿物为主，但食物在古代的治疗体系中同样占据了重要地位。中世纪时，西方就有“食疗”的概念，许多经典的健康治疗书籍中，食物的疗效被详细记录。

希波克拉底就曾说过：“让食物成为你的药物，而不要让药物成为你的食物。”这一观点强调了食物作为治疗工具的巨大潜力。希波克拉底主张通过均衡饮食来治疗疾病，认为食物能为人体提供天然的药用价值，帮助身体恢复健康。

希波克拉底还曾有过“我们体内的自然力量是真正的治疗者”这一论断，认为许多疾病的根本原因在于身体内的失衡，而通过恰当的食物调理，可以通过自愈来恢复这种平衡，促进健康。

如今，西方医学中的替代疗法更是将食物的治疗作用发挥到极致。随着营养学和功能性食品的研究不断发展，越来越多的食物被发现具有防病、治病的作用。例如，富含抗氧化剂的食物，如蓝莓、绿茶，已经被证实具有减少氧化损伤、延缓衰老的效果；富含ω-3脂肪酸的食物，如三文鱼、亚麻籽，能够帮助降低心血管疾病的风险。

现代医学：食物疗法的科学证据

进入21世纪，随着现代医学和生物技术的迅猛发展，食物对健康的作用已经从传统的经验理论转向了更为精准和科学的研究。通过分子生物学、基因组学等前沿技术，医学界开始揭示食物在人体内的生物机制，证明了食物的健康功效并非凭空而来，而是有着确凿的科学依据。

在这一进程中，实验数据和大数据研究为我们提供了丰富的证据，证明了食物对健康的多方面影响。越来越多的跨学科合作，让科学家能够从基因组学、代谢组学、微生物组学等多个维度，揭示食物与人体健康之间的联系。

在大数据和流行病学研究中，科学家通过对数百万人的健康数据进行分析，发现了不同饮食模式与疾病风险之间的关联。大量的统计数据表明，地中海饮食能够显著降低心血管疾病的发生率，而低糖饮食则有助于控制糖尿病的发生和发展。这些结论均是通过严谨的实验证据和长时间的追踪研究得出的。

同时，实验室研究也让我们看到了食物对健康的微观作用机制。通过细胞培养、动物模型和临床试验，科学家们已经揭示了许多食物成分的生物学效应。例如，**番茄红素、白藜芦醇等植物化学物，已被证明能够通过调节细胞信号通路、减缓氧化应激、抑制癌细胞增殖等途径，对抗多种慢性病和癌症。**

肠道微生物群的研究是近年来食物疗法领域的重要阵地。大量研究数据表明，食物不仅影响我们的营养吸收，还直接影响肠道菌群的构成。高膳食纤维饮食、益生菌等被证实能够调节肠道微生物群，促进有益菌群的生长，抑制有害菌群的繁殖，从而提升免疫系统功能，改善消化和代谢。

更有趣的是，食物对基因表达的影响也逐渐成为研究热点。研究发现，某些食物成分能够通过影响DNA的甲基化、组蛋白修饰等方式，改变基因的表达模式，从而影响个体的健康状态。绿茶中的儿茶素、海藻中的多糖，已经被证实能够通过调节基因表达，减少体内的慢性炎症，甚至降低癌症发生的概率。

通过这些实验和数据，现代医学不仅解释了食物的健康功效，还指导我们的日常饮食，让我们更有意识地选择对健康有益的食物。

从古代的药食同源、西方的替代疗法，到今天现代医学的深入研究，食物一直是人类健康的重要支柱。它不仅能预防疾病，更能为身体提供源源不断的修复和再生能力。食物的神奇力量，无论是在古代的传统文化中，还是在今天的现代科学中，都已经得到了充分证明。

食物不仅可满足口腹之欲，更能够改变生命的轨迹。无论你身处何时何地，食物始终是你手中最强大的健康武器。在未来，随着我们对食物与健康关系的进一步探索和理解，食物将不再只是生活中的必需品，它将成为我们抵抗疾病、保持健康的核心力量。

3 通过饮食，对抗疾病，重获健康

越来越多的研究表明，食物对人体的影响远超我们的认知，它不仅能够帮助我们对抗疾病，维护身体健康，还能够在细胞层面激活身体的自然修复能力，重塑健康态。

这一切的核心，正是食愈力——食物对我们身体的健康改善、维护和再生作用。食物是我们与健康之间最直接、最有效的桥梁。它通过不同的机制，促进体内平衡的恢复，帮助我们战胜疾病，并让我们的身体充满活力。

改善疾病的“有力武器”

食物对疾病的改善作用已经得到了广泛验证。食物所蕴含的营养成分，不仅能够有效防止疾病的发生，还能帮助那些已经患病的人恢复健康。许多现代疾病，尤其是慢性病，往往与不良饮食习惯密切相关，而合理的饮食干预，已经证明是最直接有效的治疗方法之一。

研究表明，很多常见疾病，如心血管疾病、糖尿病、肥胖症等，都能通过调整饮食得到明显改善。食物中的营养成分，比如抗氧化物质、健康脂肪、膳食纤维、蛋白质等，能够有效调节体内的各项生理功能，减缓病情的进展，甚至在某些情况下，逆转部分病理变化。例如，合理饮食能够降低体内的炎症反应，改善血糖控制，调节血脂，甚至促进损伤组织的修复。

随着对食物疗法的理解不断深入，越来越多的疾病开始被视为可以通过饮食干预获得显著改善。食物的疗愈力量，正在为那些在药物治疗之外寻求新希望的患者提供一种全新的选择。

激活自愈机制，修复与再生

食物的另一个强大作用，就是它激发了我们身体的自愈与再生能力。事实上，食物不仅是一种营养补充，它还能通过改善体内环境，促进细胞的自我修复与再生，让身体在遭受损伤后逐渐恢复。

人体的每一种生理功能看似独立，但都是相互联系的。饮食通过调节基因表达、增强细胞活力、提高代谢率等多重方式，帮助修复受损组织，促进新陈代谢，从而维持健康甚至“优化”健康。例如，食物中的有些成分能够激活干细胞的活性，促进组织的修复与再生；还有的成分能够通过调节体内的炎症反应，减少细胞损伤，为细胞提供更好的生长环境。

尤其是在经历过疾病、手术或长期压力后，食物能够为身体提供必要的营养支持，帮助它恢复至最佳状态。食物中的氨基酸、矿物质、维生素等成分，为细胞的再生提供原料，而健康的饮食习惯则为细胞修复提供良好的内外环境。

这一作用的实现离不开食物对身体的微观调节。从肠道菌群的优化，到免疫细胞的激活，再到组织细胞的修复，食物的作用贯穿整个生理过程的各个环节。

随着对食物作用的深入研究，食物作为健康改善、疾病防治、身体修复的力量逐渐显现出巨大潜力。这也是全球医学界、营养学界都在做的一件事——从食物中找到疗愈的力量。在过去20年里，关于食物与健康的研究数以万计，其中一些得出了令人惊讶的结果。

接下来，就让我们从抗炎开始，了解食物如何在科学研究的基础上，帮助人体改善疾病、维护健康，并激活自愈能力。相信借助这些权威的研究结果，我们能激发身体的免疫力，预防疾病的发生，并延缓衰老，实现长期的健康与活力。

Part 2

灭火！对抗慢性炎症的神奇食物

1 很多慢性病的背后是慢性炎症

你可能听过“炎症”这个词，它常常让人联想到感冒、发热或者是受外伤后的红、肿、痛。但慢性炎症潜伏在我们身体内部，成为许多慢性病的“幕后黑手”。它并不像急性炎症那样有明显的疼痛、红肿或发热，更为隐秘，却对我们的健康造成了巨大的危害。

什么是慢性炎症

慢性炎症，顾名思义，就是一种持续时间很长的炎症反应。与急性炎症（如伤口感染后的肿胀和疼痛）不同，慢性炎症不一定会马上引起明显的不适，也不易察觉。它就像是一场没有硝烟的“战争”，悄无声息地影响着我们的身体健康。

我们的免疫系统本该是保护身体的“卫士”，它会在身体遭遇外来威胁（如细菌、病毒）时，启动急性炎症反应，帮助我们抵抗威胁。但是，当免疫系统异常时，这种炎症反应就可能持续存在，即便没有外部的威胁，也持续激活身体的免疫系统，从而变成了慢性炎症。

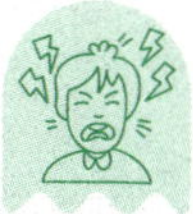

你可能已经在经历慢性炎症

慢性炎症的隐匿性使得很多人都未能察觉它的存在。但其实，许多人可能已经在悄悄经历慢性炎症，只是没有明显的症状，或者症状比较轻微，容易被忽视。以下是一些常见的慢性炎症的表现或信号。

- **持续性疲劳：** 经常感觉没有精神、精力不集中，睡了一晚也觉得没休息好。
- **关节痛和肌肉疼痛：** 经常感到关节酸痛、肌肉僵硬，尤其是在清晨起床时。
- **体重难以控制：** 饮食和运动都没有问题，但体重始终控制不好。
- **皮肤问题：** 经常出现皮肤过敏、红肿等问题。
- **消化问题：** 长期的胃肠不适、腹胀、便秘等。

慢性炎症虽然不是一下子就能被察觉的，但它的累积效应非常明显。若不加以控制，它将严重影响我们的健康，甚至引发多种慢性病。

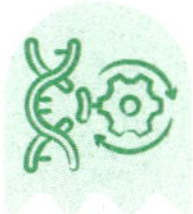

从心血管疾病到癌症

慢性炎症对身体的影响非常广泛，它不仅导致局部组织损伤，还能引发全身性的健康问题。简单来说，慢性炎症就像是身体内部的无形火焰，它会不断“燃烧”我们的细胞和组织，导致各种疾病的发生。

- **加速衰老：** 慢性炎症是导致衰老的“罪魁祸首”。当免疫系统长期处于过度活跃状态时，它会加速身体各项功能的退化：皮肤变得松弛、弹性下降，关节出现僵硬和疼痛，记忆力下降、思维迟钝。
- **增加心血管疾病风险：** 慢性炎症与心血管疾病之间有着密切的联系。它会损害血管壁，导致血管内皮受损，使得动脉硬化的风险大大增加。慢性炎症还会导致血管堵塞，形成血栓，增加脑卒中、心脏病等心脑血管疾病的发生率。
- **代谢问题：** 慢性炎症同样与糖尿病、肥胖等代谢性疾病息息相关。它可以破坏胰岛素的正常功能，增加胰岛素抵抗的风险，使得血糖水平升高，进而引发糖尿病。此外，炎症还会促进脂肪堆积，导致体重增加，最终发展为肥胖症。
- **促癌：** 长时间的慢性炎症可以增加体内的氧化应激反应，导致基因突变的累积，这些突变是癌症发生的前提。慢性炎症还可以通过多种途径激活促进肿瘤生长的信号通路，使得肿瘤更易发生增殖和转移。

好消息是，我们可以通过调整饮食和生活方式来有效对抗慢性炎症。接下来，我们将深入探讨那些具有强大抗炎能力的食物，帮你打赢这场无声的“战争”，重获健康与活力。

2 深色食物的力量，抗炎的优先选择

在五彩斑斓的食物世界里，深色食物总是显得格外神秘而优雅。这些深色食物通常富含植物化学物——花青素，它是强效的抗氧化剂和抗炎物质。

所以说，深色食物是抗炎食物中的“优等生”。现代医学研究表明，花青素能够帮助减少体内的炎症反应，减少氧化应激。因此，在选择抗炎饮食时，增加一些深色食物无疑是一个明智的决定。

抗炎的“天然战士”

花青素是一类天然的类黄酮化合物，广泛存在于深紫色、蓝色和深红色的蔬果中。花青素不仅赋予植物鲜艳的色彩，更是植物的“保护伞”，帮助其抵御紫外线、病原菌和环境压力。花青素同样可以为我们的身体提供类似的保护作用，特别是在抗炎和抗氧化方面。

人体的慢性炎症往往与自由基密切相关。这些自由基在我们体内“横冲直撞”，攻击健康细胞，导致细胞损伤，从而引起慢性炎症。而花青素就像是体内的自由基清道夫，它们能够中和这些有害分子，减少其对细胞的损害，从而帮助抑制炎症。

更重要的是，花青素还能调节炎症因子的表达，例如C-反应蛋白（CRP）、白细胞介素6（IL-6）和肿瘤坏死因子（TNF-α），这些因子往往在慢性炎症患者体内过度活跃，导致炎症持续不退。科学研究发现，花青素能够有效降低这些炎症因子的水平，从而减轻慢性炎症的程度。

2020年5月，《氧化还原生物学》（*Redox Biology*）上发表了一项研究，探讨花青素对炎症和氧化应激的影响。研究共招募了169名血脂异常（即胆固醇或甘油三酯水平异常）的参与者，并将他们随机分为四组，分别每天摄入40mg、80mg、320mg的花青素，或接受安慰剂。花青素的来源包括多种富含抗氧化成分的天然植物提取物。

研究结果显示，服用320mg/d花青素6周后，抗氧化酶水平显著提高，表明机体的抗氧化能力得到了增强。而在服用12周后，不同剂量的花青素对炎症和氧化损伤的影响进一步显现。

- **40mg/d组：** 炎症标志物IL-6、TNF-α以及尿液中的8-iso-PGF2α（一种氧化应激指标）略有下降，但变化不显著。
- **80mg/d组：** IL-6下降20%，TNF-α下降11%，尿液中的8-iso-PGF2α下降27%，表明花青素能够有效降低体内炎症水平。
- **320mg/d组：** 效果最为显著，IL-6下降40%，TNF-α下降21%，丙二醛（MDA，一种氧化损伤指标）下降20%，8-iso-PGF2α下降37%，8-OHdG（一种DNA氧化损伤指标）下降36%，整体抗氧化、抗炎水平得到了明显改善。

这项研究表明，花青素补充剂的剂量越高，其抗炎和抗氧化作用越明显，并且这一效果在12周内持续增强。尤其是320mg/d的花青素摄入量，对降低炎症反应、减少氧化损伤的效果最为突出，这为花青素在抗炎、抗氧化领域的应用提供了有力的科学依据。

而在此前，2019年发表在《国际分子科学杂志》（*International Journal of Molecular Sciences*，*IJMS*）上的一项报告也明确指出，富含花青素的饮食可通过改变细菌代谢和肠道微生态平衡来预防炎症和增加肠道通透性，改善肠道健康，这对于溃疡性结肠炎具有积极作用。

花青素如何对抗慢性炎症

花青素之所以被认为是强效的抗炎成分，主要得益于其在细胞、组织和系统层面的多重作用。

抑制炎症通路

研究表明，慢性炎症通常由特定的分子信号通路触发，比如NF-κB（核因子-κB）通路。这个通路就像是一条炎症高速公路，一旦被激活，它会让身体不断释放炎症因子，使炎症反应持续存在。而花青素能够抑制这一通路的激活，从而减缓炎症的进程。

减少氧化应激

慢性炎症和氧化应激往往是“难兄难弟”，二者相互作用，形成恶性循环。花青素能够有效降低氧化应激水平，防止自由基引发的细胞损伤，从源头上减少炎症反应。

保护血管健康

花青素对血管的保护作用尤为突出。它能够增强血管弹性，减少血管壁的炎症反应，降低动脉硬化和血栓形成的风险。这也是为什么花青素被认为对心血管疾病患者特别有益。

2013年，发表在《循环》(*Circulation*）上的一项研究，研究人员跟踪了超过13万人的饮食习惯，发现经常摄入富含花青素食物的人，患心血管疾病的风险比一般人低25%以上，这主要得益于花青素对心血管的保护作用和抗炎作用。

调节免疫

花青素不仅能够抑制不必要的炎症反应，还能促进免疫平衡。它能够增强抗炎细胞因子的作用，同时抑制过度活跃的免疫细胞，防止免疫系统的“过度反应”而导致炎症失控。

富含花青素的食物

一般来说，花青素的含量与食物的颜色深浅密切相关，颜色越深，通常意味着花青素含量越高。

科学家们已经对多种食物的花青素含量进行了检测，以下是富含花青素的常见食物。

食物	花青素含量（mg/100g）	食物	花青素含量（mg/100g）
黑枸杞子（干）	500 ~ 900	茄皮	75 ~ 150
野生蓝莓	300 ~ 700	黑米	60 ~ 200
黑加仑	200 ~ 500	黑莓	50 ~ 200
紫甘蓝	150 ~ 200	黑樱桃	50 ~ 150
紫薯	100 ~ 400		

这些数据表明，深色蔬果和谷物的花青素含量相对较高，它们不仅可以为身体提供丰富的抗氧化成分，还能通过降低炎症水平、保护心血管系统、增强免疫力等方式，帮助身体维持健康。

知道哪些食物富含花青素后，我们如何将它们轻松地融入日常饮食中呢？以下是一些参考举例。

- **早餐**：可以在燕麦粥或酸奶中加入蓝莓、黑加仑或黑莓，增加抗氧化作用。
- **午餐**：用紫甘蓝、紫薯和黑米制作健康沙拉或主食。
- **晚餐**：烹饪时多使用紫薯、黑米等作为主食，增强抗炎效果。
- **饮品**：可以用黑枸杞子泡水，或者喝一杯富含花青素的蓝莓或黑樱桃果汁。
- **零食**：选择黑莓、蓝莓作为健康零食。

当你在日常饮食中增加深色食物的摄入时，这些食物将默默地帮助你“消灭”身体的炎症之火，让你精力充沛、活力满满。

3

能够消除炎症的脂肪，你经常吃吗

在许多人的认知中，脂肪往往被视为健康的敌人，尤其是和肥胖、心血管疾病等联系在一起。但你知道吗？并不是所有的脂肪都会对健康造成负担，有些脂肪反而是对抗慢性炎症的重要武器。如果你总是把脂肪与“不健康”画等号，那可能会错过很多帮助你对抗炎症的营养素。

实际上，不同类型的脂肪对炎症的影响截然不同。有些脂肪会加剧炎症，比如反式脂肪酸和部分饱和脂肪酸；而ω-3脂肪酸和单不饱和脂肪酸等这些“健康脂肪”具有抗炎作用，能够帮助人体调节免疫功能、降低氧化压力，并减少体内炎症因子的释放。

ω-3脂肪酸：公认的“抗炎明星”

ω-3脂肪酸是一类多不饱和脂肪酸（PUFA），广泛存在于深海鱼、坚果种子和藻类等天然食物中。它不仅是人体细胞膜的重要组成部分，还在多种生理过程中扮演着重要角色，尤其在调节炎症反应方面，其被科学界广泛认可为最有效的天然抗炎脂肪之一。

ω-3脂肪酸的抗炎机制十分强大，它可以在分子、细胞和系统层面多方位降低慢性炎症。首先，ω-3脂肪酸能够直接作用于免疫系统，减少体内炎症因子的合成和释放。这些炎症因子通常在慢性炎症患者体内水平较高，会不断刺激免疫系统，使炎症状态持续存在，损害器官和组织。ω-3脂肪酸会竞争性抑制ω-6脂肪酸（一种容易引发炎症的脂肪酸）代谢通路，减少促炎物质的生成，有效阻断慢性炎症的恶性循环。

不仅如此，ω-3脂肪酸还能促进抗炎物质的释放，其中一种抗炎物质——

脂氧素，可促进细胞吞噬作用，有利于炎症的自然消退。

医学研究也证明了这一点。《美国临床营养学期刊》（*The American Journal of Clinical Nutrition*）发表了一项关于ω-3脂肪酸抗炎特性与神经保护的研究，探讨其对阿尔茨海默病（AD）及认知功能下降风险的长期影响。

这项研究基于阿尔茨海默病神经影像学倡议（ADNI）队列，涵盖1135名平均年龄73.39岁的参与者，并进行了为期6年的随访。研究人员通过血液样本定量分析ω-3脂肪酸及其成分，评估这些抗炎脂肪酸在调控体内炎症反应、维护大脑健康方面的作用。

研究结果显示，长期摄入ω-3脂肪酸补充剂的人群，其AD风险显著降低。这一发现表明，ω-3脂肪酸通过其强效抗炎作用，有助于减轻神经炎症，从而在预防阿尔茨海默病和认知功能衰退中发挥重要保护作用。这项研究进一步强化了ω-3脂肪酸在促进大脑健康和预防炎症相关的退行性疾病中的潜在价值。

2023年10月，伊朗德黑兰医科大学等机构的研究人员在《营养与癌症》（*Nutrition and Cancer*）上发表了一项研究报告：在通过对33项临床试验、超过2000名受试者的数据进行荟萃分析后，每天补充1g ω-3脂肪酸可显著降低IL-6和TNF-α水平。

这些研究表明，ω-3脂肪酸是一种可以帮助我们降低身体炎症的健康脂肪，难怪在营养学界，它被公认为“抗炎明星”。

单不饱和脂肪酸：调节炎症的“平衡手”

如果说ω-3脂肪酸是炎症“消防员”，能够直接扑灭体内的炎症之火，那么单不饱和脂肪酸（MUFA）则更像是一个温和而智慧的调节者，它不会激烈地“开战”，而是通过调控炎症反应的平衡，让身体恢复到最健康的状态。

现代社会中，不健康的饮食习惯容易导致体内炎症失衡——要么炎症过度活跃，导致慢性病不断滋生；要么免疫系统受损，缺乏应有的防御力。而单不饱和脂肪酸恰好在其中扮演着一个“稳定军心”的角色，帮助身体找到健康的平衡点。

那么，MUFA究竟是如何在人体中调控炎症的呢？

不同于饱和脂肪酸和反式脂肪酸，MUFA不会促发炎症，反而能够帮助身体调节免疫系统，确保它既不会过度攻击自身细胞，也不会放任炎症蔓延。

当身体受到慢性炎症的影响时，炎症因子（如IL-6、TNF-α、CRP）会大量释放，这些炎症因子本质上是免疫系统用来对抗感染和损伤的“信号分子”，但当它们过量时，就会伤害健康细胞。而MUFA能够抑制这些炎症因子的释放，同时促进抗炎因子的生成，有效降低炎症程度。

西班牙研究人员于2021年在《临床营养学》（*Clinical Nutrition*）上发表了一项大型的荟萃分析，该研究整合了大量前瞻性队列研究和随机对照试验（RCT）的数据，深入探究了富含MUFA的橄榄油与疾病风险间的关系。

这项研究纳入了806203名参与者、49223个心血管事件，并得出结论：每日适量食用橄榄油，可使心血管疾病风险降低约16%，而若排除随机对照试验数据，风险降低仍保持在14%。这种保护作用可能部分归功于MUFA的抗炎特性，帮助降低炎症因子的水平，维护血管健康。

荟萃分析结果还显示，每增加25g/d的橄榄油摄入，2型糖尿病的风险降低22%。这一发现与MUFA改善胰岛素敏感性和抗炎作用密切相关，从而为糖尿病的预防提供了有效的饮食策略。

另外，在这项研究中，综合10项队列研究及1项随机对照试验的数据表明，每日额外摄入25g橄榄油可以使全因死亡率下降11%，进一步强调了橄榄油在延长寿命和促进健康方面的潜在价值。

整体来看，**经常适量食用橄榄油这一富含单不饱和脂肪酸的健康油脂，不仅能降低心血管疾病和2型糖尿病的风险，还能降低全因死亡率**。这些数据为日常饮食中增加橄榄油摄入提供了坚实的科学依据，彰显了MUFA在抗炎及慢性病预防中的重要价值。

脂肪，你吃对了吗

既然脂肪对炎症有如此重要的影响，我们应该如何调整饮食，以摄入更多健康脂肪，同时避免那些会加重炎症的“坏脂肪”呢？

多吃“好脂肪”

- ω-3脂肪酸（主要来自深海鱼、坚果种子等）
- 单不饱和脂肪酸（如橄榄油、牛油果、坚果等）

少吃或避免“坏脂肪”

- 反式脂肪酸（如人造黄油、氢化植物油等）
- 过量的饱和脂肪酸（如红肉、加工肉类、部分乳制品等）
- ω-6脂肪酸（如精炼植物油等）

脂肪不是敌人，关键在于你如何选择。ω-3脂肪酸和单不饱和脂肪酸是最有效的“抗炎脂肪”，它们能够减少体内炎症因子的释放，保护细胞免受损伤，并调节肠道菌群，帮助我们远离慢性病。

如果你的饮食中含有过多的反式脂肪酸和饱和脂肪酸，摄入过多油炸食品、精加工食品，那么你的身体可能正处于慢性炎症状态，而你并不自知。从今天开始，尝试用“好脂肪”替代“坏脂肪”，让身体的炎症“熄火”，重回健康状态！

4 神奇的红色食物，消除炎症的“利器”

在大自然的色彩调色板中，红色是最富有能量的颜色之一。它象征着活力、热情，同时也隐藏着惊人的健康力量。你是否注意到，许多红色食物不仅美味可口，而且富含抗炎物质、抗氧化物？

番茄红素：天然的“抗炎盾牌”

番茄红素是一种脂溶性类胡萝卜素，它不仅赋予番茄、红柚等食物鲜艳的红色，还以超强的抗氧化能力著称，被誉为“抗炎盾牌”。

当我们摄入富含番茄红素的食物后，它会通过抑制NF-κB炎症信号通路，减少炎症因子的释放，并通过增强谷胱甘肽等抗氧化物的水平，减少炎症诱导的细胞损伤。

2025年，美国印第安纳大学和山西医科大学的研究团队在《氧化还原生物学》上发表了一项研究，该研究基于美国国家健康与营养调查（NHANES）的数据，涵盖了11539名40岁及以上成年人的队列信息，深入探讨了血清中番茄红素水平与全因死亡、癌症死亡及心血管疾病死亡风险之间的关联，并解析了炎症反应在这一过程中所起的作用。

研究团队首先利用详细的饮食问卷和血液检测数据，量化了参与者日常摄入番茄及番茄制品后的番茄红素水平，同时检测了血清C-反应蛋白（CRP）等炎症指标。通过对随访数据的统计分析，研究人员评估了各组别之间全因死亡、癌症死亡和心血管疾病死亡风险的差异。

研究发现，与血清番茄红素水平最低的组别相比，血清番茄红素水平最高的组别，其全因死亡风险降低约20%，癌症死亡风险降低18%，而心血管疾病死亡风险则下降了25%。分析结果进一步显示，CRP在番茄红素与这些死亡风险之间发挥了显著作用：每当血清番茄红素水平升高时，CRP水平则显著降低，而CRP水平的降低又与死亡风险的降低密切相关。这表明，番茄红素通过减轻体内炎症反应，在降低死亡风险方面起到了关键作用。

研究人员认为，这些结果为预防慢性病提供了新的见解。首先，摄入富含番茄红素的食物（如番茄及番茄制品）能够有效提高体内血清番茄红素水平，从而通过其抗氧化和抗炎作用，减轻体内的炎症负担。其次，炎症指标CRP的显著下降，不仅反映了体内炎症状态的改善，也间接降低了因癌症和心血管疾病导致的死亡风险。

对于大脑健康，番茄红素同样具有健康益处。2017年9月发表在《食品与化学毒理学》（*Food and Chemical Toxicology*）上的一项研究表明，番茄红素能减轻海马区的组织病理学损伤，并恢复脑源性神经营养因子的水平，减轻因氧化应激导致的神经炎症和认知功能障碍，这对维持大脑健康至关重要。

总体来说，过往的研究为我们揭示了一个重要的健康信息：**保持较高的血清番茄红素水平有助于降低体内的炎症水平，从而起到延缓衰老和降低多种慢性病风险的作用。**

辣椒素：名副其实的“炎症调控剂”

你有没有吃过特别辣的食物，然后感受到嘴巴像着了火一样？这种让人“又爱又恨”的感觉，正是辣椒中的辣椒素在发挥作用。但你知道吗？这种让你冒汗流泪的物质，其实是一种强大的天然抗炎成分，能够帮助身体调节炎症反应，减少患慢性病的风险。

很多人以为吃辣椒会“上火”，但科学研究表明，适量的辣椒实际上可以帮助身体“灭火”，缓解体内的慢性炎症。它就像炎症调控剂，既不会让免疫系统过度激活，也不会让它“懒惰失守”，而是保持在一个健康的平衡状态。

辣椒素可以激活TRPV1（即瞬时受体电位香草酸亚型1，也称为辣椒素受体），这个受体就像是体内的炎症开关。当TRPV1受体被激活后，它会促进抗炎因子的分泌，帮助身体逐步降低炎症水平，让炎症“自行退散”。另外，氧化应激是导致炎症和衰老的主要原因之一，不断损害细胞。而辣椒素可以帮助清除自由基，减少细胞氧化损伤，让身体保持更长久的健康状态。

2020年，来自美国克利夫兰医学中心的研究者们在美国心脏病学会（ACC）会议上提交了一份报告。报告指出，摄入红辣椒的人群或许会更加长寿，而且其死于心血管疾病或癌症的风险也会大大降低。

为了分析摄入红辣椒对人群全因死亡和心血管疾病死亡的影响效应，研究人员对来自5大全球健康数据库中4729项研究进行了筛选分析，数据囊括来自美国、意大利、中国和伊朗4个国家中超过57万名参与者的健康和饮食记录。研究人员对这些数据进行分析，并比较摄入红辣椒的人群、很少或从不摄入红辣椒的人群的健康结局之间的差异，最后得出如下结论：相比很少或从不吃红辣椒的人群而言，常吃红辣椒的人群心血管疾病死亡率降低了26%，癌症死亡率降低了23%，全因死亡率降低了25%。

无独有偶，在2015年，中国医学科学院和英国牛津大学等机构的研究人员合作完成了一项关于辣椒消费的研究，研究选自中国10个不同地区的51.2万名年龄在30～79岁的成年人。结果发现，与每周吃辛辣食物少于1次的人相比，每周吃3次以上辛辣食物的人，全因死亡的相对风险降低了14%，而且吃辣越多，因癌症、缺血性心脏病和呼吸系统疾病导致的死亡越少。

这些研究表明，**辣椒素不仅仅是味觉上的刺激，它可以在分子层面上影响身体的炎症机制，从而降低慢性炎症引起的心血管疾病和癌症等的发生风险**。

除了抗炎作用，辣椒素还能促进新陈代谢，提高身体的产热效应，加速脂肪燃烧，帮助维持健康体重；辣椒素还能增强胰岛素敏感性，让身体更有效地利用葡萄糖，减少血糖波动。

当然，如果你本身不能吃辣，也无须勉强自己；如果你可以吃辣，那么不妨在日常饮食中适当添加含有辣椒素的食物。

5 蔬菜中的“抗炎标兵”

蔬菜不仅是我们日常饮食中的重要组成部分，也是抗炎饮食的基石。许多蔬菜富含膳食纤维、维生素和植物化学物，这些物质能帮助减少体内的炎症反应、调节免疫，甚至还能修复受损细胞，让身体恢复健康状态。

西蓝花：抗炎界的“绿巨人”

西蓝花被誉为十字花科蔬菜之王，它不仅营养密度高（即食物含有更多的蛋白质、微量营养素，更少的热量），还含有独特的抗炎物质，对抗氧化和降低炎症水平有益。它的深绿色花球富含维生素C、膳食纤维、叶酸，以及植物化学物——硫代葡萄糖苷，这种物质会在体内转化为萝卜硫素，后者是一种公认的强效抗炎物质。

研究表明，萝卜硫素可以抑制NF-κB信号通路，减少炎症因子的释放，同时还能增强肝脏的解毒功能，帮助身体排除导致炎症的有害物质。此外，西蓝花中的类黄酮和叶黄素还能帮助维护眼睛和大脑健康，减少氧化损伤带来的慢性炎症。

很多癌症的发生都和体内的慢性炎症有关，而医学研究已经表明，以西蓝花为代表的十字花科蔬菜能够有效抗炎，从而降低癌症的发生风险。例如在2024年，西班牙营养与饮食学会的研究人员在《营养素》（*Nutrients*）上发表了一项关于西蓝花的研究，就得出了令人信服的结果。

在这项研究中，研究人员运用病例对照研究和队列研究两种方法，分析了超70万人的健康数据，发现经常食用西蓝花的人，总体癌症风险降低了36%。

在日常饮食中，蒸煮是食用西蓝花最适宜的烹饪方式，可减少营养流失，同时，搭配橄榄油、蒜泥、黑胡椒，能够提高其抗炎功效。

菠菜：富含抗炎因子的“动力蔬菜”

菠菜是绿叶蔬菜家族的“明星”，它不仅富含铁、钙、镁等矿物质，还富含多种抗炎、抗氧化物质，特别是类胡萝卜素（如β-胡萝卜素和叶黄素等）、黄酮类化合物，这些成分对降低体内慢性炎症十分有益。

临床营养研究表明，菠菜中的类胡萝卜素含量高达6175μg/100g，它可以通过抑制炎症因子的分泌发挥抗炎作用。菠菜的维生素C含量也较高（32mg/100g），维生素C具有抗氧化作用，可降低机体炎症标志物水平。

2016年发表在《食品与功能》（*Food & Function*）上的一项分析指出，菠菜所富含的植物化学物和生物活性物质能够清除活性氧，防止大分子氧化损伤。不仅如此，菠菜中的活性成分还可以调节参与代谢、增殖、炎症和抗氧化防御的基因的表达和活化。

意大利国家研究委员会食品科学研究所于2018年在《欧洲药物化学杂志》（*European Journal of Medicinal Chemistry*）上发表的一项研究也表明，黄酮类化合物可减少炎症因子的表达，下调炎症标志物，防止神经损伤。这个发现也表明富含黄酮类化合物的菠菜具有抗炎和保护神经的功效。

那么，我们怎样食用菠菜最为科学呢？

- **生吃菠菜**：保留最多的抗氧化成分，比如把菠菜做成沙拉或榨汁饮用。
- **大火快炒**：做成蒜蓉菠菜，不但能增强风味，也能避免营养素被大量破坏；搭配鸡蛋、豆腐、坚果等食材，可提高蛋白质和健康脂肪摄入量。

彩椒：低热量、高营养的抗炎蔬菜

彩椒不仅色彩鲜艳，而且是维生素C的良好来源，每100g彩椒中的维生素C含量甚至超过柑橘类水果！维生素C是一种强效抗氧化剂，能够中和自由基，减少氧化损伤引起的炎症反应。此外，彩椒还含有β-胡萝卜素、类黄酮、槲皮素等天然抗炎物质，能够有效降低C-反应蛋白水平，减少患慢性病的风险。

彩椒的另一个健康优势是它的低热量、高营养特性，非常适合想要控制体重的人群。研究表明，体脂过高会引发脂肪组织炎症，而彩椒中富含的抗炎成分能帮助降低脂肪组织的炎症反应，改善代谢。

2024年，英国科学家在《美国临床营养学期刊》发表了一项前瞻性研究报告，研究人员在对超过12万的参与者进行跟踪调研后，发现富含类黄酮的多样化饮食可将非酒精性脂肪肝的风险降低19%，为肝脏健康提供了一种全新的预防策略。

其中，**苹果、茶、黑巧克力、彩椒等食物因其能减少肝脏脂肪堆积和炎症标志物而表现出显著的保护效果**。特别是彩椒，不仅富含类黄酮，其独特的抗炎特性还能进一步缓解肝脏炎症，帮助改善肝功能。

在日常饮食中，食用彩椒的最佳方式是生吃，炒制或烤制可增强彩椒的甜味，但要避免高温烹饪破坏其中的维生素C。除此之外，将彩椒搭配鸡胸肉、豆类、糙米等食材，可以制作健康低卡的抗炎餐。

羽衣甘蓝：绿叶蔬菜中的“超级食物”

羽衣甘蓝富含维生素C、叶酸、α-亚麻酸（ALA），有助于减轻体内的慢性炎症，维护心血管健康。

另外，羽衣甘蓝中的槲皮素和芸香苷是具有抗炎作用的黄酮类化合物，能够减少炎症因子的分泌，减少患慢性病的风险。羽衣甘蓝还富含膳食纤维，能够促进肠道菌群健康，减少肠道炎症。

2023年，发表在权威科学期刊《自然》（*Nature*）上的一项研究发现，肺部血管内皮细胞中的芳香烃受体（AHR）能保护肺免受病毒感染，而维持这一保护功能需要摄入富含天然AHR配体的食物。羽衣甘蓝作为一种富含抗氧化成分的蔬菜，其中的活性物质有助于激活AHR，从而激活保护性信号通路，增强肺部对炎症和组织损伤的抵抗力，帮助预防病毒感染引起的肺部损伤。

这项研究也提示我们，经常食用羽衣甘蓝不仅可以对抗慢性炎症，也能够对肺部起到一定的保护作用。

羽衣甘蓝的最佳食用方式是生食，加入适量的橄榄油和柠檬汁凉拌，营养加倍。另外，搭配大蒜、坚果快炒，可以提升其风味。

6 从天然饮品中挖掘抗炎功能

我们都知道，吃对食物可以减轻慢性炎症，其实饮品作为广义食物的组成部分，同样影响着身体的炎症状态。在我们饮用的饮品中，有些可能会悄悄加剧炎症，如碳酸饮料、奶茶、酒精饮品等；而有些饮品，如淡绿茶、黑咖啡，则可以帮助消除体内的慢性炎症。

绿茶：天然的抗炎饮料

说到抗炎饮品，绿茶绝对是当之无愧的王者。绿茶中含有儿茶素，特别是表没食子儿茶素没食子酸酯（EGCG），这种成分被认为可以直接抑制炎症因子的释放，降低氧化应激。

2023年11月，四川大学华西公共卫生学院发表在《柳叶刀-区域健康（西太平洋）》（*The Lancet Regional Health-Western Pacific*）上的一项报告指出，每天饮用约3杯茶（6～8g茶叶）可发挥最佳抗衰老效果，这一作用部分归因于茶叶中的抗炎成分。

研究人员指出，茶叶中的多酚、生物碱、茶氨酸、咖啡因等生物活性物质，可能通过抗氧化、抗炎和免疫调节等机制，对抗衰老起到了积极作用。

除了抗炎、抗衰老，绿茶还带来了多重健康益处。经常饮用绿茶，有助于改善心血管健康，降低血脂和血压，从而减少心脏病和脑卒中的风险；此外，绿茶中的咖啡因和茶氨酸协同作用，可提升大脑功能，改善专注力与记忆力，同时有助于缓解压力和调节情绪。绿茶还被证明能促进新陈代谢，帮助体重管理。

咖啡：隐藏的抗炎“高手”

在讨论抗炎饮品时，很多人可能没想到咖啡竟然也名列其中。传统观念里，咖啡常被贴上“刺激神经”“导致失眠”等标签，但近年来的研究揭示出一个惊人的事实——**适量饮用咖啡，不仅不会加剧炎症，还有强大的抗炎作用！**

2023年3月，荷兰鹿特丹伊拉斯姆斯大学医学中心和英国格拉斯哥大学的研究人员在《临床营养学》上发表了一项研究，显示出咖啡的抗炎特性。研究人员选取了两个数据库中超过15万人的数据，发现较高的咖啡摄入量与较低的C-反应蛋白循环水平有关，并且每天多喝一杯咖啡可使2型糖尿病风险降低4%。这些结果表明咖啡通过调节体内炎症和胰岛素抵抗，起到了保护健康的作用。

为什么咖啡能展现出如此令人惊奇的抗炎功效呢？这是因为咖啡富含多酚类抗氧化物质，其中最具代表性的成分包括以下这几种。

- **绿原酸**：强效抗氧化剂，能够降低炎症因子水平，减少氧化应激。
- **咖啡醇**：能够调节免疫系统，促进抗炎反应。
- **咖啡因**：不仅能提神醒脑，还能通过抑制炎症因子（如TNF-α和IL-6），减轻体内慢性炎症。

虽然饮用咖啡可以帮助我们抗炎，但空腹喝咖啡可能会刺激胃酸分泌，导致胃部不适。所以，建议在早餐或午餐后喝咖啡，既能减少胃部刺激，又能更好地吸收咖啡的抗炎成分。还要提醒大家，**这里的咖啡是纯咖啡，即大家口中的美式咖啡或"黑咖"，而不是拿铁等加入牛奶，咖啡伴侣等的"混咖"**。

7 古老的香料，对抗炎症的秘密武器

在世界各地的厨房里，香料不仅仅是调味品，更是流传千年的天然药方。从印度的咖喱，到中国的葱姜蒜，再到地中海国家的迷迭香和肉桂，这些香料不仅为食物增添了独特的风味，也具有抗炎、抗氧化功效。

在现代科学还未诞生的古代，人们就已经发现这些香料对健康的益处，并广泛应用于中医、阿育吠陀医学和古希腊医学之中。如今，科学研究证明，这些香料确实含有能够抑制炎症因子、清除自由基、调节免疫功能的活性成分。

那么，这些香料各自有什么特点？接下来，我们就一起探索这些隐藏在厨房里的健康宝藏！

姜黄：强大的天然抗炎战士

姜黄是一种色彩鲜艳、风味独特的香料，带有微微的泥土气息和淡淡的辛辣感，常用于咖喱、炖菜和汤品中。在印度和东南亚国家，姜黄不仅是美食的重要组成部分，还被视为一种圣药，广泛用于治疗关节疼痛、消化问题和皮肤疾病。

姜黄最令人瞩目的成分是姜黄素，它不仅赋予姜黄金黄的色彩，更是强效的抗氧化剂。2009年，发表在《国际生物化学与细胞生物学杂志》（*International Journal of Biochemistry & Cell Biology*）上的一项分析指出，姜黄素能够阻断体内的促炎信号通路，减少关节炎、心血管疾病和消化道炎症的发生。此外，它还能促进大脑健康，提高记忆力，减少阿尔茨海默病的风险。

无论是作为调味料还是饮品，姜黄都能为身体带来抗炎益处。你可以在炖菜等菜肴中加入姜黄粉，增添温暖的风味。为了提高姜黄素的吸收率，建议搭配黑胡椒一起食用。此外，你还可以用姜黄粉冲泡牛奶，制成姜黄奶茶，既能温暖肠胃，又能有效帮助身体“灭火”，减轻慢性炎症。

肉桂：微甜的抗炎香料

在西方饮食中，肉桂是一种带有甜味的香料，常用于甜点、饮品和咖喱料理之中。在古代，它被视为珍贵的香料，不仅用于调味，还用于防腐、治病。

肉桂含有肉桂醛，具有抗菌和抗炎作用，可以帮助身体调节血糖，减少因高血糖引发的慢性炎症。此外，肉桂还能促进血液循环，减少动脉硬化，降低患心血管疾病的风险。

2015年，发表在《食品与功能》上的一篇综述中，来自悉尼大学医学院等机构的研究人员通过分析多项实验和临床研究，阐明了肉桂的抗炎特性。这份报告指出，肉桂提取物能够通过抑制NF-κB信号通路的激活，从而减少炎症因子的产生，发挥其抗炎作用。

肉桂的独特风味使其成为多种食物和饮品的理想搭配。我们可以在咖啡、奶茶或水果沙拉中撒上一点肉桂粉，为日常饮食增添温暖的独特香气；或者用于炖苹果、南瓜等食材，制作健康又美味的天然甜点，让身体在享受美味的同时远离炎症。

生姜：温暖的炎症终结者

生姜具有辛辣的口感，是世界上最受欢迎的香料之一。在我们中国的传统饮食中，它是汤品、炒菜的常见调料，而在西方，它常被用于烘焙和制作饮品。

现代营养学研究表明，生姜富含姜辣素和姜烯酚，这些物质能够抑制体内的炎症反应，减少关节疼痛和胃肠不适。此外，生姜还具有抗氧化作用，能够保护细胞免受自由基的攻击。

科学研究也证实了这一点。2023年2月，一项发表于《分子营养与食品研究》（*Molecular Nutrition & Food Research*）的研究报告显示，低浓度的姜辣素不仅能激活免疫细胞，还可能通过调控炎症反应发挥抗炎作用。

在这项研究中，研究者发现，只需15μg/L的6-姜酚（姜辣素家族的一个主要成分），就能让体内大约占白细胞2/3的中性粒细胞进入“战备状态”，并使其发挥更好的抗感染功效。这种反应有助于维持免疫平衡，防止炎症反应过度。

在其他的一些小型研究中，生姜提取物可以帮助骨关节炎患者缓解疼痛，改善关节僵硬的情况。在日常生活中，我们不仅可以用生姜泡水，还可以在炒菜、炖肉、煮汤时加入姜末，提升风味和健康价值。

大蒜：天然的抗炎抗菌高手

大蒜拥有浓烈的辛辣口感，是一种世界各地广泛使用的调味料。无论是中餐的炒菜，还是西餐的意大利面、蒜香烤鸡中，都少不了大蒜的身影。

大蒜富含大蒜素，这种化合物能够减少炎症因子的释放，同时增强免疫系统功能，被誉为“天然的抗生素”。2018年，发表在《临床营养学》上的一项针对肥胖人群的研究中，研究者通过随机对照试验，发现服用大蒜提取物的受试者体内炎症标志物血清IL-6和TNF-α水平明显降低。

来自美国佛罗里达州的研究者表示，大蒜提取物有助于调节免疫细胞的分布，可降低肥胖成年人血液中的“坏胆固醇”（低密度脂蛋白胆固醇，LDL-C）水平，有助于肥胖者预防心血管疾病等与轻度炎症有关的慢性病。

由此可见，**大蒜不仅有助于控制身体的炎症水平，还可以改善血管健康，降低某些心血管疾病的发病风险**。

黑胡椒：让抗炎效果更佳

黑胡椒带有辛辣、略带烟熏的风味，是厨房中常用的调味料。它的味道浓郁，能提升菜肴的整体风味。其实黑胡椒也是一种具有良好抗炎作用的调味料。

黑胡椒中的胡椒碱，你可以理解为是一种抗炎因子增效剂，它能够提升姜黄素、绿茶多酚等抗炎物质的吸收率，使其功效加倍。此外，黑胡椒还能刺激消化，促进肠道健康，减少胃肠道炎症。

发表在《药用食品杂志》（*Journal of Medicinal Food*）上的一项对消化不良人群的临床观察研究发现，在饮食中适量添加黑胡椒的人群，一段时间后消化不良的症状得到改善，胃肠功能评分有所提高，表明黑胡椒能刺激消化，促进肠道健康。同时，炎症相关指标如C-反应蛋白等有一定程度的下降，提示其可能有减少胃肠道炎症的作用。

总之，这些古老的香料不仅赋予食物迷人的风味，还隐藏着神奇的抗炎能力。无论是姜黄、大蒜，还是黑胡椒、生姜，都能帮助身体抵抗炎症、增强免疫系统功能、改善代谢。在日常饮食中适量加入这些天然香料，有助于让身体远离慢性炎症，焕发健康活力。

消炎抗炎食谱

胡萝卜玉米排骨汤

材料 排骨300克，胡萝卜、玉米各1根。

调料 姜片、葱段、料酒、盐各适量。

做法
1. 排骨洗净，冷水下锅，加姜片、葱段、料酒，焯水后捞出。
2. 胡萝卜洗净，去皮，切块；玉米去皮，洗净，切段。
3. 锅中放少许油，放入排骨煎至表面微黄。
4. 加入足量清水，放入胡萝卜块、玉米段、姜片，大火烧开后转小火炖1.5小时，加盐调味即可。

食愈功效 胡萝卜中的β-胡萝卜素可转化为维生素A，有抗炎作用；玉米含多种抗氧化剂；排骨提供优质蛋白，有利于身体恢复。

清蒸鲈鱼

材料 鲈鱼1条。

调料 姜丝、葱丝各5克，蒸鱼豉油、料酒、盐各适量。

做法
1. 鲈鱼处理干净，在鱼身划几刀，用盐、料酒腌制15分钟。
2. 姜丝、葱丝一部分铺在盘底，一部分塞进鱼肚和鱼身上。
3. 锅中水烧开，放入鲈鱼蒸10分钟，取出倒掉盘中汤汁，淋上蒸鱼豉油，再淋上烧热的油即可。

食愈功效 鲈鱼富含优质蛋白和不饱和脂肪酸，尤其是ω-3脂肪酸，有抗炎功效。

西蓝花炒虾仁

材料 西蓝花200克，虾仁150克。

调料 蒜末10克，盐、料酒、淀粉各少许。

做法
1. 西蓝花洗净，切小朵，焯水至断生，捞出；虾仁洗净，用盐、料酒、淀粉腌制10分钟。
2. 锅中倒油烧热，放入蒜末爆香，加入虾仁翻炒至变色，盛出备用。
3. 锅中再倒少许油，放入西蓝花翻炒，加入虾仁，加盐调味，翻炒均匀即可。

食愈功效　西蓝花含萝卜硫素等抗氧化、抗炎物质；虾仁富含优质蛋白和虾青素，有抗炎、抗氧化作用。

香煎三文鱼

材料　三文鱼200克，柠檬半个。

调料　盐、黑胡椒碎各少许。

做法　1. 三文鱼洗净，用厨房纸巾擦干水分，撒上盐和黑胡椒碎腌制15分钟。

2. 锅中放油，放入三文鱼，小火煎至两面金黄，挤上柠檬汁即可。

食愈功效　三文鱼富含ω-3脂肪酸，可帮助身体对抗慢性炎症。

洋葱炒牛肉

材料　牛肉200克，洋葱1个。

调料　姜丝、蒜末、料酒、生抽、淀粉、盐、黑胡椒碎各少许。

做法　1. 牛肉洗净，切片，用料酒、生抽、淀粉腌制15分钟；洋葱洗净，切块。

2. 锅中放油烧热，放入姜丝、蒜末爆香，加入牛肉片翻炒至变色，盛出。

3. 锅中再放少许油，放入洋葱块翻炒至变软，加入牛肉片，加盐、黑胡椒碎调味，翻炒均匀即可。

食愈功效　洋葱含槲皮素等抗氧化、抗炎物质；牛肉可提供优质蛋白。

咖喱鸡肉

材料　鸡肉200克，土豆1个，胡萝卜1根，洋葱半个。

调料　咖喱块适量，姜片、料酒、盐各适量。

做法　1. 鸡肉洗净，切块，用姜片、料酒腌制15分钟；土豆、胡萝卜、洋葱分别洗净，去皮，切块。

2. 锅中放油烧热，放入鸡块煎至表面微黄，盛出。

3. 锅留底油，放入洋葱块炒香，加入土豆块、胡萝卜块翻炒，加适量清水，放入煎好的鸡块，大火烧开后转小火煮15分钟。

4. 放入咖喱块，搅拌至化，加盐调味，煮至汤汁浓稠即可。

食愈功效　咖喱中的姜黄素具有较强的抗炎作用，鸡肉提供优质蛋白，土豆、胡萝卜含抗氧化物质。

蓝莓燕麦松饼

材料 原味燕麦片100g，蓝莓50克，鸡蛋1个，牛奶100毫升。

调料 蜂蜜5克，泡打粉、盐少许，橄榄油适量。

做法 1. 将燕麦片、泡打粉、盐混合均匀。

2. 鸡蛋打入碗中，加入牛奶、蜂蜜、橄榄油搅拌均匀。

3. 将液体倒入燕麦混合物中，搅拌成面糊，再加入蓝莓轻轻拌匀。

4. 平底锅小火预热，舀入一勺面糊，煎至两面金黄即可。

食愈功效 蓝莓富含花青素，具有抗氧化、抗炎作用；燕麦含β-葡聚糖等，有助于调节免疫，减轻炎症。

紫薯银耳羹

材料 紫薯1根，干银耳1朵，枸杞子5克。

做法 1. 银耳泡发，去蒂后撕成小朵；紫薯洗净，去皮，切块。

2. 将银耳放入锅中，加适量清水，大火烧开后转小火煮30分钟。

3. 放入紫薯块、枸杞子，继续煮20分钟至紫薯软烂即可。

食愈功效 紫薯含花青素等抗氧化物质，有抗炎功效；银耳多糖能增强免疫力，减轻炎症。

白菜豆腐煲

材料 大白菜300克，豆腐1块。

调料 姜丝、葱段、盐各适量，生抽少许。

做法 1. 大白菜洗净，切块；豆腐洗净，切块。

2. 锅中放油烧热，放入豆腐块煎至两面金黄，放入姜丝、葱段。

3. 加入大白菜，翻炒至变软，加适量清水，小火煮10分钟，加生抽、盐调味即可。

食愈功效 大白菜富含维生素C等抗氧化物质；豆腐含大豆异黄酮等，有一定抗炎功效。

木耳炒山药

材料 干木耳15克，山药200克。

调料 葱段、蒜末、生抽、盐各少许。

做法 1. 木耳提前泡发，撕成小朵；山药洗净，去皮，切片。

2. 锅中放油烧热，放入葱段、蒜末爆香，加入木耳翻炒几下，再加入山药片翻炒5分钟，最后加生抽、盐调味即可。

食愈功效 木耳含木耳多糖等抗氧化、抗炎成分；山药含有多种营养成分，可辅助抗炎。

芹菜炒香干

材料 芹菜200克，香干100克。

调料 蒜末、盐各适量。

做法 1. 芹菜洗净，切段；香干洗净，切片。

2. 锅中放油烧热，放入蒜末爆香，加入香干片翻炒几下，再加入芹菜段翻炒，最后加盐调味即可。

食愈功效 芹菜含芹菜素等抗氧化成分；香干含植物蛋白等营养物质，有助于维持身体正常代谢。

姜黄肉桂糙米饭

材料 糙米200克，胡萝卜、西蓝花各50克。

调料 橄榄油、姜黄粉各5克，肉桂粉、盐各少许。

做法 1. 糙米洗净，提前蒸好；胡萝卜洗净，去皮切丁；西蓝花洗净，切小朵。

2. 锅中加入橄榄油，放入姜黄粉和肉桂粉炒香，加入胡萝卜丁和西蓝花翻炒至熟，加盐调味，拌入糙米饭一起食用即可。

食愈功效 姜黄和肉桂富含天然抗炎物质，可帮助降低慢性炎症水平；糙米饭富含膳食纤维，有助于稳定血糖，减缓炎症反应，提高整体健康水平。

鲫鱼豆腐汤

材料 鲫鱼1条，豆腐1块。

调料 姜丝、葱段、料酒、盐各适量。

做法 1. 鲫鱼处理干净，用盐、料酒腌制15分钟；豆腐洗净，切块。
2. 锅中放油烧热，放入鲫鱼煎至两面金黄，盛出。
3. 锅中留少许油，放入姜丝、葱段爆香，加适量清水烧开，放入鲫鱼、豆腐块，大火烧开后转小火煮30分钟，加盐调味即可。

食愈功效 鲫鱼富含蛋白质和不饱和脂肪酸，有抗炎作用；豆腐富含大豆异黄酮，对心血管健康有益。

胡萝卜炒肉丝

材料 胡萝卜1根，猪瘦肉100克。

调料 姜丝、蒜末、料酒、生抽、盐、淀粉各适量。

做法 1. 胡萝卜洗净，去皮切丝；猪瘦肉洗净，切丝，用料酒、生抽、淀粉腌制10分钟。
2. 锅中放油烧热，放入姜丝、蒜末爆香，加入瘦肉丝翻炒至变色，放入胡萝卜丝翻炒，加盐调味即可。

食愈功效 胡萝卜含有β-胡萝卜素等抗炎成分，搭配猪肉，营养更均衡，有助于增强免疫力。

牛油果酸奶沙拉

材料 牛油果1个，酸奶150克，草莓5颗，蓝莓30克，坚果碎10克。

做法 1. 牛油果去皮除核，切小块；草莓洗净，切块；蓝莓洗净备用。
2. 将牛油果块、草莓块、蓝莓放入碗中，倒入酸奶，撒上坚果碎即可。

食愈功效 牛油果富含单不饱和脂肪酸，能减轻炎症反应；草莓、蓝莓均含花青素和维生素C等，抗氧化、抗炎；酸奶中的益生菌，有助于调节肠道，增强整体抗炎能力。

蒜泥茄子

材料 茄子2根，蒜末20克。

调料 生抽、盐、葱花、醋各少许。

做法 1. 茄子洗净，放入蒸锅中，大火蒸10分钟至软烂，取出后撕成条。
2. 锅中加油烧热，倒入蒜末炒香，加入生抽、盐，搅拌均匀成蒜蓉酱。
3. 将蒸好的茄子取出，倒掉盘中多余水分，淋上蒜蓉酱、醋，撒上葱花即可。

食愈功效 茄子本身含多种维生素和矿物质；大蒜中的大蒜素具有较强的抗菌作用，能抑制炎症介质产生。二者搭配可强化抗炎效果。

辣椒炒鸡蛋

材料 鸡蛋2个，辣椒1个。

调料 盐适量。

做法 1. 辣椒洗净，切丝；鸡蛋打散。
2. 锅中放油，倒入蛋液炒熟，盛出。
3. 锅中再放少许油，放入辣椒丝翻炒几下，加入炒好的鸡蛋，加盐调味即可。

食愈功效 鸡蛋富含多种营养成分，为身体抗炎提供基础物质；辣椒中的辣椒素能调节免疫细胞功能，减轻炎症反应。

清蒸南瓜

材料 南瓜300克。

做法 1. 南瓜洗净，去皮除子，切小块，放入盘中。
2. 将南瓜块放入蒸锅中，大火蒸15分钟左右，取出即可。

食愈功效 南瓜含有类胡萝卜素、维生素C等抗氧化、抗炎成分。清蒸的方式能最大程度地保留其营养，有助于身体抗炎。

姜黄鸡汤

材料 鸡胸肉200克，胡萝卜1根，洋葱半个，土豆1个。

调料 姜黄粉10克，姜丝、蒜末、盐、料酒各适量，橄榄油少许。

做法 1. 鸡胸肉洗净，切块，冷水下锅，加入姜丝和料酒，焯水后捞出沥干。
2. 胡萝卜、洋葱、土豆分别洗净，去皮，切小块。
3. 锅中倒入适量橄榄油，放入姜丝、蒜末爆香，加入洋葱块煸炒至透明变软，放入胡萝卜块和土豆块继续翻炒几分钟，倒入鸡块翻炒至鸡肉表面微黄。
4. 加入足量清水，大火烧开后转小火炖煮30分钟左右，至鸡块和蔬菜熟透，放入姜黄粉，继续煮5分钟即可。

食愈功效 姜黄中的姜黄素具有抗炎、抗氧化特性；鸡肉富含优质蛋白，有助于维持身体的正常生理功能和免疫系统健康；胡萝卜、洋葱和土豆可增强整体的抗炎效果。

紫甘蓝牛油果沙拉

材料 紫甘蓝100克，牛油果1个，圣女果5颗，熟鹰嘴豆30克。

调料 橄榄油、柠檬汁、盐、黑胡椒碎各适量。

做法

1. 紫甘蓝洗净，切细丝，放入大碗中；牛油果对半切开，去皮除核，切小块，放入大碗中，滴入柠檬汁防止氧化；圣女果洗净，对半切开，放入大碗中。
2. 在小碗中加入橄榄油、柠檬汁、盐、黑胡椒碎，搅拌均匀制成料汁。
3. 将料汁倒入大碗中，加入紫甘蓝丝、牛油果块、圣女果、熟鹰嘴豆，搅拌均匀即可。

食愈功效 紫甘蓝富含花青素等抗氧化剂，可中和体内自由基，减少炎症的发生；牛油果含有丰富的单不饱和脂肪酸；圣女果含有番茄红素等抗氧化成分，对炎症有一定的抑制作用。

Part 3

不想总生病？多吃提升免疫力的食物

1 免疫系统，人体健康的守护墙

你是否想过，为什么有些人在寒冷的冬天总是精神饱满，而有些人一到换季就开始感冒？为什么有人能迅速从生病中恢复，而有人却久久难以痊愈？答案就在于免疫系统——我们身体的终极防御体系。

免疫系统是一支无形但强大的守卫军，它日夜不停地巡逻，识别并摧毁入侵的病毒、细菌，以及体内突变的细胞，防止癌症的发生。如果没有这支军队，我们的身体将毫无防御力，哪怕是一点小小的擦伤、一次轻微的感染，都会变成致命威胁。免疫系统不仅是健康的基础，更决定着身体恢复的快慢、衰老的速度。

免疫系统的三重防线：不让疾病有机可乘

我们的免疫系统就像一座堡垒，它有三道防线，分别负责不同级别的防御。第一道防线是身体的物理和化学屏障，比如皮肤、鼻腔黏液、胃酸等，它们的任务是阻止病原体进入体内。就像城墙一样，坚固的第一道防线能让大多数入侵者无功而返。

但并不是所有病原体都会被拦在门外，一旦它们成功突破，就会遇上第二道防线——先天免疫系统。先天免疫系统就像驻扎在堡垒周围的巡逻士兵，它们不需要识别敌人是谁，而是看到入侵者就直接展开攻击。白细胞、巨噬细胞、补体等“免疫战士”会在短时间内快速响应，尽力将敌人清除。这也是为什么当我们发生感染时，身体会出现发热、红肿、疼痛等炎症反应，这并不是坏事，而是免疫系统在奋力战斗。

但如果敌人太强大，前两道防线都无法阻挡，就需要第三道防线出动——

适应性免疫系统。它是我们体内的“特种部队”，不仅能精准锁定敌人，还能记住病原体的特征，当同样的病原体再次入侵时，能在第一时间发动更强烈的反击。这就是为什么感染某些病原体后，我们能终身免疫，或者接种疫苗后，身体能获得长期保护。

你的防御力决定了你的寿命

通常来说，当免疫系统正常运作时，我们很少生病，即使偶尔被感染，也能迅速恢复。然而，如果免疫系统变得脆弱，疾病就会频繁来袭。从普通感冒，到更严重的肺炎、胃肠道感染，甚至是癌症，都与免疫功能密切相关。

一个健康的免疫系统，就像一支纪律严明、训练有素的军队，能够准确识别敌人，并在第一时间采取行动，防止疾病扩散。而一个失衡的免疫系统，就像是一支指挥混乱的部队，要么反应迟钝，让病毒、细菌在体内肆虐；要么过度反应，攻击健康组织，引发自身免疫性疾病，比如类风湿性关节炎、甲状腺炎、红斑狼疮等。

现代医学研究发现，免疫系统的状态不仅影响短期健康，还直接决定了衰老速度和寿命长短。免疫系统强大的人，即使年过七旬，依然精力充沛、行动敏捷，而免疫系统功能衰退的人，即使在中年就可能开始频繁生病，恢复能力变差，甚至容易发展为慢性病。

不仅如此，免疫系统对癌症的防御作用也不容忽视。我们体内每天都会产生突变细胞，但健康的免疫系统能迅速发现并消灭它们，防止癌细胞扩散。如果免疫功能低下，这些突变细胞就可能逃过监视，逐渐发展成肿瘤。

日本科学家今井孝等人于2000年发表于《柳叶刀》（*The Lancet*）的研究足以证明这一点。这项研究对3625名年龄超过40岁的日本居民进行了长达11年的追踪随访，测定他们外周血中自然杀伤细胞（NK细胞）的细胞毒性活性，发现NK细胞活性较低的个体在随访期间患癌风险显著增加。换句话说，**免疫监视功能较弱与癌症发病风险升高有关**。

越来越多的研究表明，免疫力低下的人群患癌风险更高，而增强免疫力可以在一定程度上降低癌症的发生率。

如何增强免疫力，让身体时刻保持战斗力

既然免疫系统如此重要，如何才能让它保持最佳状态？我们常听到“提高免疫力”这句话，但实际上，免疫系统的强弱并不是单一因素决定的，它受营养、睡眠、运动、压力管理等多个方面的影响。

营养是影响免疫力的关键。科学研究表明，长期缺乏某些重要营养素会导致免疫系统功能下降，使人体更容易受到感染。而富含这些营养素的食物，如深色绿叶蔬菜、坚果种子、深海鱼和富含益生菌的食物，可以帮助免疫系统维持最佳状态，提高身体的抵抗力。

除了营养，良好的睡眠也是免疫系统不可或缺的。睡眠不足会让免疫细胞活力下降，导致身体抵御病毒的能力降低，这就是为什么熬夜后容易生病。

适量的运动能激活免疫细胞，提高免疫系统功能，让身体在病毒入侵时快速做出反应。当我们进行适量的体育锻炼时，免疫系统会被激活，各种免疫细胞（如淋巴细胞、T细胞和NK细胞）会迅速进入血液循环，提高免疫系统的响应速度和杀伤力。此外，运动还能降低体内炎症水平，减少患慢性病的风险，同时改善血液循环，让免疫细胞更快抵达需要修复的部位。

压力管理同样重要。长期的压力会抑制免疫系统，让身体处于一种持续的炎症状态，使我们更容易感染疾病。因此，保持愉悦的心情，学会放松，能帮助免疫系统更好地工作。

当然，通过饮食获取充足的营养，是提高免疫力最直接的方式之一。科学饮食不仅能够为身体补充必要的营养，还能够激活我们的免疫系统，让免疫细胞更高效地工作。接下来，就让我们一起看看哪些食物能够起到提升免疫力的功效吧！

2

有力量的橙黄色食物，助力提高免疫力

尽管食物不是药物，却对保持健康很重要。很多医学研究都得出了相似的结论——饮食在增强免疫系统功能中扮演着至关重要的角色。特别是一些橙色食物，因其丰富的营养成分，能够起到提高免疫力的功效。

橙子：维生素C的宝库

橙子不仅美味，还以其富含维生素C而闻名。前文已经介绍过，维生素C具有抗氧化作用，可以帮助抵御自由基损伤。

维生素C在免疫系统中扮演多重角色。首先，它促进白细胞（尤其是淋巴细胞和巨噬细胞）的生成及其功能，这些细胞是免疫系统的关键组成部分，负责识别和消灭入侵的病原体。其次，维生素C通过其强大的抗氧化特性，保护免疫细胞免受氧化应激的损伤，确保它们在高压环境下依然能有效工作。此外，维生素C还参与皮肤和黏膜的修复过程，增强物理屏障功能，阻止病原体的入侵。

2013年，芬兰科学家开展了一项全面的研究，深入分析了维生素C对普通感冒的预防和治疗效果。他们系统回顾了来自全球超过30项临床试验的数据，参与者超过11000人。

研究发现，虽然每天补充维生素C并不能显著降低普通人群感冒的发生率，但对于那些处于极端环境下的人群，如马拉松运动者或在寒冷环境中工作的士兵，维生素C的预防效果是显著的，这些人群感冒发生率降低了约50%。此外，凡是摄入维生素C的人在感冒后症状的持续时间也大大缩短，人们能从疾病中更快恢复。

这项研究强调了维生素C作为强效抗氧化剂的重要作用，它能够中和体内的自由基，保护免疫细胞免受损伤，从而有效维持免疫系统的正常功能。

胡萝卜：β-胡萝卜素的守护者

说到胡萝卜，大家首先想到的是它对眼睛的保护作用，却很难把它与免疫力的提升联系到一起。但事实上，这种常见的橙色蔬菜有很多健康益处。

在美国农业部和卫生与公众服务部发布的《美国居民膳食指南》中，提供了关于“吃什么和喝什么能满足营养需求，促进健康，并减少慢性病的风险”的建议。在此之前，美国国家医学院也发布了《膳食参考摄入量》。这份报告由来自营养学和医学领域的多位顶尖专家组成的委员会共同编写，旨在为不同人群制定科学、合理的营养摄入标准。报告评估了数百项相关研究，包括随机对照试验、队列研究和横断面研究，深入探讨了维生素A及其前体β-胡萝卜素在免疫系统中的关键作用。

报告指出，胡萝卜富含β-胡萝卜素，这种类胡萝卜素是一种强效的抗氧化剂，可以转化为维生素A，而维生素A在免疫系统中发挥着至关重要的作用。**维生素A可促进上皮细胞的分化和再生，有助于增强皮肤和黏膜的屏障作用，阻止病原体的入侵。**β-胡萝卜素则通过中和自由基，保护免疫细胞免受氧化损伤，确保其正常运作。

2024年，四川大学华西医学中心的研究人员做过一项研究，分析了美国国家健康与营养调查数据库中19280名参与者的数据。结果发现，饮食中摄入更多的类胡萝卜素与减缓生物衰老显著相关，而氧化应激和炎症是导致衰老的重要因素，类胡萝卜素强大的抗氧化和抗炎特性可增强免疫功能，进而延缓衰老。

由此可见，经常食用富含类胡萝卜素的食物如胡萝卜、南瓜等，不仅可以增强免疫力，还能帮助我们延缓衰老，保持机体的年轻状态。

红薯：多种维生素与矿物质的结合体

红薯不仅颜色鲜艳，还富含多种维生素和矿物质，如维生素C、β-胡萝卜素、钾和膳食纤维，都对免疫系统有益。

具体来说，红薯中富含的维生素C和β-胡萝卜素分别通过促进白细胞功能和维持皮肤屏障来提升免疫力；钾有助于维持细胞内外液体平衡，使细胞正常运转；红薯中的抗氧化剂还能够减少氧化应激，保护免疫细胞免受损伤，确保其高效运作。

红薯中的膳食纤维可以促进肠道健康，并提升肠道相关的免疫功能，而肠道是人体最大的免疫器官之一。2013年，美国营养学家发表在《营养素》上的一项研究表明，膳食纤维作为益生元，为肠道有益菌群（如双歧杆菌和乳酸杆菌）提供了必需的营养来源，促进其繁殖，而有益菌的多样性和高活性有助于提升免疫系统的整体防御能力，减少感染性疾病的发生率。

总之，无论是通过维生素C、β-胡萝卜素以及其他抗氧化剂对免疫细胞功能的强化与保护，还是借助钾维持细胞内环境稳定，或是凭借膳食纤维调节肠道菌群来提升肠道免疫功能，红薯都展现出了强大的健康功效。

芒果：胡萝卜素与维生素C的双重功效

芒果不仅味道甜美，且含有丰富的胡萝卜素和维生素C，这两种维生素在维护健康方面发挥着协同作用。胡萝卜素在体内转化为维生素A，可促进上皮细胞健康，增强皮肤和黏膜的屏障功能，防止病原体入侵。维生素C则通过促进白细胞生成和增强其功能，提升免疫反应。

此外，芒果还含有类黄酮和多酚等抗氧化成分，这些成分能够中和自由基，保护免疫细胞免受氧化损伤，确保其正常运作。胡萝卜素和维生素C的协同作用不仅直接增强免疫细胞的功能，还通过维护身体的物理屏障，减少病原体的入侵，进一步提升整体免疫力。

2023年10月，发表在《食品科学与营养》（*Food Science & Nutrition*）上的一项研究还带来了另一个令人兴奋的好消息，美国圣地亚哥州立大学的研究人员在一个为期12周的对照研究中发现，食用新鲜芒果可以增加某些重要肠道菌群的数量，从而改善肠道健康。

肠道菌群与免疫力之间有着紧密联系。健康的肠道菌群不仅能维持肠道屏障功能，防止有害病原体入侵，还能通过产生短链脂肪酸和调节免疫细胞的活性，平衡体内的炎症水平，进而增强整体免疫反应。从这个角度来说，芒果对免疫力的提升具有积极作用。

南瓜：增强细胞修复，减少DNA损伤

南瓜因其丰富的β-胡萝卜素而成为抗氧化和细胞修复的天然食物。这种类胡萝卜素在进入人体后可以转化为维生素A，不仅能促进细胞的自我修复，还能减少自由基对DNA的损伤，延缓衰老进程。作为一种脂溶性抗氧化剂，β-胡萝卜素能够深入细胞膜，减少氧化应激带来的破坏，帮助降低心血管疾病、神经退行性疾病等与衰老相关的健康风险。

此外，南瓜对于皮肤健康也至关重要。维生素A是皮肤更新和胶原蛋白合成的关键营养素，它能够促进皮肤修复，增强皮肤弹性，并减少因紫外线和环境污染造成的氧化损伤，从而减少皱纹和色斑的形成，帮助皮肤保持年轻状态。

除了保护皮肤，南瓜中的β-胡萝卜素还能增强免疫系统的防御能力，它可以调节免疫细胞的功能，提高T细胞的活性，使身体更有效地应对炎症和外部感染。长期适量摄入南瓜，有助于降低慢性炎症水平，维持免疫系统的平衡，预防因免疫力下降导致的早衰现象。

2024年12月，四川大学华西医院的研究人员发表在《生物老年学》（*Biogerontology*）上的一项研究显示，**饮食中摄入更多的类胡萝卜素与减缓生物衰老显著相关，表明其具有抗衰老作用**。

那么，怎样吃南瓜最科学呢？南瓜的β-胡萝卜素在油脂中溶解度更高，所以将南瓜与橄榄油或坚果搭配，吸收率更佳。另外，南瓜经过轻微蒸煮后，β-胡萝卜素也更容易被释放，可以提高其生物利用率。

玉米：预防视力衰退，延缓大脑衰老

玉米富含叶黄素和玉米黄质，这两种类胡萝卜素在人体中主要富集于眼睛和大脑，在对抗自由基损伤、延缓衰老方面发挥着重要作用。特别是在眼部，它们犹如“天然护盾”，能够吸收蓝光，减少光氧化损伤，从而降低黄斑变性和白内障等眼部疾病的发生风险，还能帮助维护良好视力，延缓因年龄增长而导致的视力衰退。

对于大脑健康，玉米黄质能够穿透血脑屏障，减少氧化应激和炎症对脑细胞的破坏，帮助维持认知功能，并降低老年痴呆的发生风险。2022年5月发表在《神经病学》（*Neurology*）上的一项针对7000多人、随访26年的研究发现，**叶黄素和玉米黄质可降低痴呆症的风险**。

2023年5月，美国弗吉尼亚理工大学的研究人员在《阿尔茨海默病杂志》（*Journal of Alzheimer's Disease*）上发表的研究也显示，与正常大脑相比，阿尔茨海默病患者大脑中的叶黄素、玉米黄质和维生素E水平降低一半，这表明饮食富含叶黄素、玉米黄质和维生素E的人，与更好的认知功能有关，而且患阿尔茨海默病的风险显著降低。而玉米恰好是这些营养物质的良好来源。

更重要的是，叶黄素还能促进线粒体健康。线粒体是细胞的能量工厂，而衰老往往伴随着线粒体功能下降，导致细胞代谢减缓、能量供给不足。通过优化线粒体的运作，玉米可以提高细胞能量水平，帮助细胞维持更长的寿命，从而延缓衰老进程。

黄豆：植物蛋白+异黄酮，保护细胞免受炎症损伤

黄豆作为最重要的植物蛋白来源之一，富含大豆异黄酮、植物蛋白、膳食纤维和多种抗氧化因子，能够通过调节细胞基因表达、抗炎、抗氧化、优化线粒体功能等机制，帮助细胞延缓衰老，让机体保持年轻活力。

黄豆主要的抗衰老成分是大豆异黄酮，这是一种植物雌激素，能够在体内发挥类似雌激素的作用。

雌激素对维护骨骼健康、皮肤弹性和心血管健康至关重要，但随着年龄增长（尤其是女性进入更年期），雌激素水平大幅下降，细胞代谢放缓，导致出现一系列衰老现象，如皮肤松弛、骨质疏松、血管硬化和认知功能下降。**而适量食用黄豆可以帮助女性对抗雌激素下降所带来的衰老。**

另外，细胞的健康与蛋白质的供应紧密相连，而黄豆提供了一种高质量、低炎症的植物蛋白，为细胞修复和再生提供了必不可少的原料。相比于动物蛋白，植物蛋白不会增加体内炎症因子，更适合用于作为延缓衰老的营养选择。

2024年1月发表在《美国临床营养学杂志》上的一项研究，由美国哈佛大学与美国农业部人类营养衰老研究中心组成的研究小组，对48762名年龄在38～59岁的女性参与者进行分析。结果表明，中年时摄入较多植物蛋白（如黄豆）的人，晚年健康老去的可能性增加约46%；而在日常饮食中，每增加3%的动物蛋白摄入，健康老去的可能性会降低约6%。

小米：常常被忽视的抗衰老食物

在抗衰老的研究中，许多食物都备受瞩目，如蓝莓、坚果、三文鱼等，而小米——一种古老的谷物，却常常被忽视。

研究显示，在繁荣的印度河流域文明中，人们就已食用小米。在古代，中医对小米也给出了极高的评价，认为它具有药用价值和养生功效，特别适合身体虚弱的人以及脾胃功能差的人煮粥食用。

现代科学研究对小米的营养进行了系统性分析。2024年4月，发表在《营养学前沿》上的一项报告指出：小米富含B族维生素、多酚类物质、膳食纤维、矿物质（如镁、铁、钙等），能够优化代谢、减少自由基损伤、调节血糖水平，从而帮助机体延缓衰老，提高健康寿命。

从细胞层面来看，长期的自由基攻击会导致DNA链断裂，增加早衰和癌症的风险，小米中的多酚类物质能抑制自由基对细胞膜和线粒体的攻击，提高细胞存活率，减少因氧化应激引发的慢性炎症和组织老化。

另外，小米还富含硒，这是一种重要的抗氧化矿物质，能够激活谷胱甘肽过氧化物酶，提高细胞的自我修复能力，减少衰老相关疾病（如心血管疾病、神经退行性疾病）的风险。

由此可见，小米是一种被低估的健康食物。无论是为了改善整体健康，还是延缓衰老，我们都可以在日常饮食中适当添加小米，让它帮助我们保持活力。

橙黄色食物因其丰富的维生素、胡萝卜素等，成为提升免疫力的理想选择。通过合理搭配橙子、胡萝卜、红薯、芒果等食物，不仅可以丰富饮食的多样性，还能增强身体的免疫防御能力。让我们从每日饮食开始，享受橙黄色食物带来的健康力量！

3 补充这4种关键元素，加速免疫力提升

“吃什么能增强免疫力？”这是很多人在换季、流感高发期，或是身体疲劳时最常问的问题。

其实，免疫系统的正常运作离不开多种营养素的协同作用，其中锌、铁和蛋白质被公认为提升免疫力的三大关键元素，而维生素E在调节免疫功能方面

的作用也不容小觑。它们就像免疫系统的燃料和助推剂，为免疫细胞提供必要的能量和原材料，帮助身体抵御疾病，减少感染的风险，并加速康复。

然而，许多人虽然摄入了这些营养素，却没有选择最健康的来源。如果仅靠补充剂或高脂、高糖的加工食品来获取这些元素，可能会适得其反。因此，我们需要通过科学的饮食，选择天然、健康的食物来摄入锌、铁、蛋白质和维生素E，让免疫系统发挥最佳战斗力。

锌：免疫细胞的“激活开关”

锌是免疫系统的核心调节者，它对T细胞、B细胞、NK细胞等免疫细胞的生成、活化和功能发挥着至关重要的作用。如果体内缺乏锌，免疫系统就会反应迟钝，白细胞数量减少，人体更容易受到病毒、细菌的侵袭，甚至会导致伤口愈合变慢。

2021年11月发表在《英国医学杂志（在线开放获取版）》（*BMJ Open*）上的一项研究得出了明确结论：补充锌（无论通过鼻喷雾或舌下含服）对成人急性病毒性呼吸道感染的预防和治疗有积极作用。

这项研究来自澳大利亚西悉尼大学国家辅助医学研究所（NICM），研究人员纳入了28项随机对照试验，共涉及5446名参与者。分析结果显示，**服用锌能预防感染，并加速身体康复**。例如，使用锌喷雾剂或舌下含服锌制剂的参与者，其症状比安慰剂组提前2天缓解，在病程第1周内，服锌组康复的可能性更高。

另外，锌可以降低炎症因子（如IL-6和TNF-α）的水平，减轻慢性炎症，维持免疫系统的平衡。所以，我们可以从不同角度得出结论：适当补锌，**对于维护免疫系统的正常运转至关重要**。

健康饮食中的锌来源

许多人以为补充锌就要吃补充剂，但实际上，最健康的方式是通过食物摄入，这样不仅更容易吸收，还不易引起锌摄入过量的问题。

- **海鲜：**生蚝是天然的锌含量宝库，每100g生蚝含有约71.2mg的锌，远超每日推荐摄入量。此外，螃蟹、虾、贝类也是优质的锌来源。
- **坚果种子：**南瓜子、芝麻、腰果、杏仁都含有丰富的锌，适合作为健康零食或沙拉配料。
- **红肉：**特别是牛肉，富含易被吸收的锌，可以作为优质蛋白和锌的双重来源。
- **豆类和全谷物：**鹰嘴豆、扁豆、藜麦、燕麦等植物性食物虽然含锌量较低，但仍然是素食者补充锌的良好选择。

26 Fe

铁：血液和免疫细胞的“运输员”

铁不仅是血红蛋白的核心成分，负责将氧气输送到全身，还在免疫系统中发挥着重要作用。免疫细胞需要大量的氧气来进行高效运作，而铁能确保免疫细胞获得足够的能量，以便迅速应对病原体的攻击。

早在2007年，发表在《英国营养学杂志》（*British Journal of Nutrition*）上的一篇关于维生素和微量元素对免疫力影响的研究就给出了明确结论：铁对于免疫细胞（如淋巴细胞、巨噬细胞等）的正常功能至关重要。淋巴细胞的增殖、分化和活化过程都需要铁的参与。

这项研究还指出，铁对于维持上皮组织（如皮肤和黏膜）的完整性和功能有重要作用。上皮组织是身体抵御病原体的第一道防线，铁缺乏可能导致上皮细胞的结构和功能受损，使上皮屏障的防御能力下降，病原体更容易侵入机体。例如，缺铁会影响呼吸道和消化道黏膜的正常功能，增加感染的风险。

不仅如此，铁在抗体的合成和分泌中也发挥了重要的作用。免疫球蛋白的合成需要铁的参与，**缺铁可能会导致抗体生成减少，影响体液免疫的效果，从而降低机体对病原体的抵抗力**。

健康饮食中的铁来源

铁的吸收效率与食物种类密切相关，动物性铁（血红素铁）比植物性铁（非血红素铁）更容易被人体吸收。因此，要合理搭配食物，以获得最佳的铁利用率。

- **动物性铁来源：**牛肉、羊肉、猪肝、鸡肝、贝类（如蛤蜊）、金枪鱼等富含血红素铁，能高效地被身体吸收利用。
- **植物性铁来源：**菠菜、羽衣甘蓝、藜麦、豆类、黑芝麻等富含非血红素铁，但吸收率较低。搭配富含维生素C的食物（如柑橘类、番茄、彩椒），能显著提高铁的吸收利用率。

同时，还要注意避免干扰铁吸收的因素：**咖啡、茶、钙补充剂可能会抑制铁的吸收**，因此应在两餐之间摄入，不要与富含铁的食物一起食用。

蛋白质：免疫细胞的“建造师”

蛋白质是构建免疫系统的基础，因为所有免疫细胞、抗体、酶和激素都是由蛋白质合成的。如果蛋白质摄入不足，免疫系统就无法制造足够的抗体和防御细胞，身体的恢复能力也会变差，导致感染风险增加。

当病毒或细菌入侵时，免疫系统需要大量的抗体（免疫球蛋白）来识别和攻击病原体，而抗体的主要成分正是蛋白质。另外，蛋白质中的某些氨基酸，如谷氨酰胺，在创伤、感染或炎症发生时能加速受损组织的修复，提高身体的复原能力。

2022年7月，发表在《自然–通讯》（*Nature Communications*）上的一项研

究带给我们一个全新的视角：膳食中的蛋白质可通过肠道菌群激活免疫信号，促进免疫球蛋白分泌，从而提高免疫力。

这项研究发现，蛋白质的摄入能显著提高肠道中分泌型免疫球蛋白A（sIgA）的水平，而sIgA是一种重要的抗体，主要存在于肠道黏膜上，起到保护身体免受病原体入侵的作用。高蛋白饮食不仅直接增加了sIgA的产生，还促进了肠道上皮细胞中某些信号分子的表达，这些分子能帮助B细胞分化成产生免疫球蛋白A（IgA）的浆细胞。

更有意思的是，这一过程与肠道菌群释放的外泌体密切相关。这些外泌体可以激活某一信号通路，从而进一步刺激sIgA的生成，增强肠道免疫屏障。

总的来说，蛋白质不仅是人体的重要营养素，也在维持免疫系统功能中发挥关键作用。医学研究为我们提供了新的视角，说明合理的膳食蛋白质摄入可能是增强免疫力和预防疾病的重要策略。

健康饮食中的蛋白质来源

蛋白质的质量取决于氨基酸的种类和比例，因此摄入多样化的蛋白质食物能够确保免疫系统获得全面的支持。

- **优质动物蛋白：**鸡肉、鱼肉、牛肉、鸡蛋、奶制品等是高生物利用率的蛋白质来源，能够迅速被人体吸收利用。
- **优质植物蛋白：**藜麦、大豆制品（如豆腐）是素食者良好的蛋白质来源，并富含膳食纤维和健康脂肪。

蛋白质组合搭配：将动物蛋白和植物蛋白搭配，比如鸡蛋+豆类、鱼+糙米，能够提高蛋白质的吸收率，并提供更完整的氨基酸。

锌、铁和蛋白质是免疫系统最重要的三大营养素，它们分别负责激活免疫细胞、提供氧气输送、构建抗体和防御机制，对于提升免疫力至关重要。选择健康、天然的食物来摄入这些营养素，远比单纯依赖补充剂更有效、更安全。

维生素E：让免疫细胞更活跃

维生素E不仅是美容护肤的明星，还在增强免疫力方面发挥着重要作用。

维生素E是一种强效抗氧化剂，保护我们身体免受氧化应激的伤害。氧化应激指的是体内自由基过多，导致细胞和组织受损的一种生理状态。自由基是由正常的新陈代谢过程或外部因素（如污染、紫外线、烟草烟雾、某些药物和压力）产生的分子，它们非常活跃且不稳定，能够攻击体内的细胞和DNA。

长期的自由基累积不仅会加速衰老，还会导致一系列健康问题，如心血管疾病、癌症、糖尿病等。尤其是免疫系统，作为身体抵御外部病原体的“防线”，也会在自由基的攻击下受到损害。

此外，维生素E还能增强其他抗氧化剂的效果，如维生素C。当维生素E与自由基反应后，自身也会变为自由基，但它不会导致伤害，因为它可以通过与维生素C等其他抗氧化物质的协同作用，恢复其原本的抗氧化状态，继续发挥保护作用。

2007年，俄亥俄州立大学的研究团队发起了一项开创性的研究，深入探讨维生素E作为抗氧化剂在支持和增强免疫系统功能中的具体作用机制。这项研究发表在《自由基生物学和医学》（*Free Radical Biology and Medicine*）上。

团队招募了超过200名年龄在65岁以上的志愿者，这些志愿者在研究开始前健康状况良好。研究期间，志愿者每天摄入15mg维生素E补充剂，持续6个月。在6个月后，研究人员得到了令人惊喜的结果。

- **T细胞：** 补充维生素E后，T细胞的增殖能力提高了约40%，细胞因子的产生量也显著增加，使其在识别和清除病原体方面更为高效。
- **B细胞：** B细胞的抗体生成能力提升了35%，有效提高了机体对感染的抵抗力。

- **NK细胞**：NK细胞的活性增加了50%，显著提升了其对病毒和肿瘤细胞的杀伤效率。

研究表明，维生素E作为一种强效抗氧化剂，在免疫系统中扮演着至关重要的角色。通过保护免疫细胞免受氧化应激的损害，维生素E不仅支持免疫细胞的正常功能，还通过增强其活性和增殖能力，整体提升了免疫系统的防御能力。

美国塔夫茨大学人类营养与衰老研究中心（HNRCA）曾经做过一项研究，他们邀请了88位年龄至少65岁的健康老年人作为受试者，这些受试者被随机分配到安慰剂组或每天服用60mg、200mg、800mg维生素E的试验组，持续235天。

结果表明，那些每天补充200mg维生素E的受试组在免疫功能指标上表现更好：他们的迟发性超敏反应（简单来说，就是皮肤对某些刺激的一种免疫反应）增强了65%；和安慰剂组相比，他们体内乙肝的抗体数量是安慰剂组的5倍。

这项研究发表在《美国医学会杂志》（*JAMA*）上。研究人员得出了明确的结论：维生素E可增强健康老年人体内某些临床相关的免疫功能指标，并且补充高剂量的维生素E未观察到任何不良反应。

2022年7月，美国得克萨斯大学安德森癌症中心在美国癌症协会下属期刊《癌症发现》（*Cancer Discovery*）上发表了一项研究。他们将临床记录回顾性分析与实验室研究结合，发现服用维生素E的黑色素瘤患者，在接受免疫治疗时，生存率比不服用维生素E者更高，这一发现在乳腺癌、结肠癌和肾癌患者的相关研究中也得到了验证。这项研究再次表明了维生素E对免疫力的提升作用。

健康饮食中的维生素E来源

为了确保身体获得足够的维生素E，我们可以通过饮食来补充这一重要的营养素。以下是富含维生素E的3类食物。

- **植物油**：葵花子油和大豆油等含有大量的维生素E。这些油脂富含多不饱和脂肪酸，不仅有助于提供抗氧化保护，还能维持心脏健康。
- **坚果种子**：坚果种子富含维生素E，尤其是葵花子仁。每100g葵花子仁可以提供约79.1mg的维生素E。榛子也是不错的选择，含有丰富的单不饱和脂肪酸、膳食纤维、蛋白质和维生素E。
- **绿叶蔬菜**：绿叶蔬菜如菠菜、羽衣甘蓝等也含有维生素E。尽管它们提供的维生素E含量比植物油和坚果种子少，但它们依然是很好的补充来源。例如，100g菠菜中约含有1.7mg的维生素E，同时还富含维生素C、叶酸、钾、膳食纤维。

值得注意的是，虽然维生素E对免疫系统有益，但并不代表我们可以随意摄入。因为过量的维生素E可能引起血液凝固问题，甚至增加患心脏病的风险。因此，保持适量的摄入量是非常重要的。成人适宜摄入量大约为14mg α-生育酚当量（α-TE），可以通过合理饮食来满足。

4 利用天然多糖提升免疫力

在众多提升免疫力的营养成分中，多糖因其卓越的免疫调节作用而备受关注。多糖不仅能够激活免疫细胞，提升免疫应答能力，还能抗氧化、抗炎，并帮助身体抵御病原体的侵袭。许多传统中药和食物都富含多糖，香菇多糖、黄芪多糖和枸杞多糖是最为突出的3种，它们不仅有助于提升免疫力，还能对抗疲劳、减轻慢性炎症。

那么，这些天然多糖如何发挥作用？又该如何食用才能使其健康效益最大化？让我们一起来了解这些“免疫战士”。

香菇多糖：增强免疫细胞活力的“天然战士”

香菇的重要活性成分为香菇多糖，它有助于促进免疫细胞活性，提高身体对抗病毒和细菌的能力，同时还具有抗癌、抗氧化和抗炎作用。

香菇多糖的主要作用是刺激巨噬细胞、T细胞和NK细胞的活性，这些免疫细胞在发现并消灭外来病原体的过程中起着关键作用。此外，香菇多糖还能够增加体内免疫球蛋白（如IgA和IgG）水平，这意味着它能帮助人体形成更强的免疫屏障，防止感染。

香菇多糖还能够降低炎症因子（如TNF-α和IL-6）的水平，减轻慢性炎症，帮助免疫系统维持健康平衡。长期摄入富含香菇多糖的食物，有助于提高机体的抗氧化能力，延缓衰老。

对于香菇多糖抗炎和提高免疫力的作用，科学界已经通过人体试验得到了验证。2015年，来自美国佛罗里达大学等机构的研究小组开展了一项香菇对人体健康影响的研究，并发表在《美国营养学院学报》（*Journal of the American College of Nutrition*）上。

研究聚焦于每天食用1～2份（约100g鲜香菇）香菇所产生的影响，尤其着重探究香菇对IgA这一抗体功能的作用。在我们体内，绝大多数产生IgA的细胞分布于肠道内壁，它们在防御感染方面发挥着重要作用。

在为期4周的试验中，所有参与者被随机分成2组。其中一组参与者每天食用1份香菇，另一组则每天食用2份。研究结果显示，每天食用香菇的参与者体内，IgA以及其他被称为细胞因子的免疫标志物水平显著上升，这表明他们的免疫系统反应更为有效。同时，研究人员还发现，每天食用香菇能够使炎症因子水平大幅度降低。

根据研究结果，研究人员得出了令人兴奋的结果：香菇中所含有的香菇多糖能够与肠道内的免疫细胞相互作用，有助于激活广泛的免疫反应。

香菇不仅有诸多的健康功效，而且很美味。在日常生活中，我们可以在煲汤、炒菜时加入香菇，以提升免疫力。

黄芪多糖：提升免疫功能的“补气良方”

在传统中医典籍中，黄芪早有“扶正固本”的记载。《神农本草经》将其列为上品，《本草纲目》称赞其为“补药之长”，可见其在中医领域的重要地位。现代医学也对黄芪提高免疫力展开了诸多研究，其核心活性成分——黄芪多糖，被认为是一种极强的免疫调节剂。黄芪多糖不仅能够增强机体抵抗力，还能减轻慢性炎症，改善疲劳和提升抗病能力，因此常用于体质虚弱、易感冒、恢复期患者的饮食调养。

2020年，发表在《药理学前沿》(*Frontiers in Pharmacology*)上的一项回顾性研究指出，黄芪多糖可以促进T细胞和B细胞的增殖和分化，这两类细胞是免疫系统的“主力军”，负责识别病原体、制造抗体并发起免疫反应。此外，黄芪多糖还能促进骨髓造血，提高白细胞数量，这对于增强机体抗病能力至关重要。

不仅如此，黄芪多糖还可以调节肠道菌群，提高益生菌的生长，从而增强肠道免疫力。它还能提升机体的抗氧化水平，减少自由基损伤，延缓衰老，同时帮助平衡免疫系统，防止免疫功能过度激活导致的自身免疫性疾病。

日常生活中，黄芪的食用方式多种多样。泡水是最简单的方法，可以单独冲泡，也可以搭配枸杞子、红枣一起饮用，增强补气效果。如果想要进一步滋补，黄芪炖鸡或黄芪炖排骨都是传统食疗方，不仅能增强体力，还能提高免疫系统的防御能力。

此外，黄芪还可以与糙米、红豆等食材一起煮粥，既养胃又补气，适合长期食用，以促进整体健康。

枸杞多糖：增强免疫细胞活力的“红宝石”

枸杞子自古以来被视为滋补养生的佳品，它富含β-胡萝卜素、多糖、维生素C、铁，这些营养素对于提升免疫力发挥着重要作用。其中，β-胡萝卜素和维生素C是强效抗氧化剂，能够帮助清除自由基，减少免疫细胞的损伤，从而增强免疫系统的稳定性。

枸杞子的免疫提升作用还得益于其含有的枸杞多糖，这种特殊的生物活性物质能够刺激白细胞的增殖和活性。枸杞多糖能够增强巨噬细胞、T细胞和B细胞的功能，使免疫系统在病毒和细菌入侵时能够更快速、精准地做出防御反应。因此，枸杞子对于预防感冒、抗炎、抗衰老发挥着积极作用。

枸杞子中的铁和其他微量元素能够促进血液循环，提高红细胞的携氧能力，帮助身体维持体力和耐力。这对于容易疲劳、免疫力低下的人群来说尤为重要，能够减少乏力感，让人保持更强的体力和精力。

除了对免疫力提升有所帮助以外，2022年4月，新加坡国立大学的研究团队发表在《欧洲营养杂志》（*European Journal of Nutrition*）上的一项研究还表明，食用枸杞子有助于改善血脂水平并降低氧化应激水平。这表明，**枸杞子中所富含的活性成分可以在提升人体免疫力的同时，降低心血管疾病的发生风险**。

经常食用枸杞子，有助于改善免疫防御力，还能让身体更具活力，提升整体健康状态。无论是泡茶、煮粥，还是搭配其他健康食材，枸杞子都是助力增强免疫力的理想选择。

5

“超级零食”，帮你打造更强免疫力

传统零食，如薯片、饼干、糖果、含糖饮料等，不仅提供的营养极少，还可能削弱免疫力，因为高糖、高盐、高反式脂肪酸的食物会抑制白细胞功能，增加体内慢性炎症，让身体更容易受到感染。所以，在日常生活中，零食的选择对健康至关重要。

现代科学研究表明，一些富含抗氧化剂、健康脂肪、维生素和矿物质的零食，能帮助免疫系统更强大、更高效，帮助你远离疾病。接下来要介绍的这几种“超级零食”，不仅营养丰富，而且能随时随地轻松补充身体所需，让免疫系统时刻保持战斗力！

坚果：富含营养素的免疫能量库

坚果是大自然馈赠的“超级零食”，不仅口感丰富，还富含促进免疫系统健康的关键营养素。坚果含有大量的健康脂肪、锌、维生素E、镁和蛋白质，这些成分对于减轻炎症、增强免疫细胞功能十分重要。

首先，坚果是锌的优质来源，锌有助于T细胞和B细胞的生成和激活，让免疫系统更高效地应对病原体。其次，坚果富含维生素E，有助于保护免疫细胞免受自由基的损害，减少细胞氧化应激，从而提高免疫反应的稳定性。此外，某些坚果（如核桃、杏仁）富含ω-3脂肪酸，这种健康脂肪可以减少体内慢性炎症，维持免疫系统的平衡。

2023年3月，哈佛大学陈曾熙公共卫生学院在《营养学杂志》（*The Journal of Nutrition*）上发表的一项跟踪调查，以护士健康研究（NHS）1990—2014年全美11个州71704名60岁及以上女性为对象，探究坚果类食物摄入与抵御老年虚弱之间的关系。

结果证实，坚果食用总量和老年虚弱成负相关，坚果摄入量越高，越不容易遭受年老虚弱的折磨，出现记忆力损伤、慢性病、残疾或精神类疾病。由于身体虚弱时免疫力也会下降，该研究表明坚果可通过减少虚弱来增强免疫力。

2024年，发表在《年龄和老化》（*Age and Ageing*）上的一项针对9916名老年人的研究也指出，习惯每天食用坚果的人，残疾、阿尔茨海默病或死亡风险比每月或每周食用1～2次坚果的人降低了23%，且身体整体健康状况得到了提升。这个结果也从侧面反应出坚果对免疫力的益处。

总之，适量食用坚果不仅能提供健康脂肪和蛋白质，还对免疫系统正常运作提供支持。当然，不同坚果的营养功效略有差异，我们可以根据自己的需求进行选择。

- **杏仁：**富含维生素E，有助于提高免疫细胞的防御力。
- **核桃：**富含ω-3脂肪酸，能减轻体内炎症。
- **巴西坚果：**富含硒，有助于增强抗氧化能力，提高免疫系统稳定性。

每天吃一小把（约30g）原味坚果，避免过度加工、加盐或糖的坚果，以获得最佳免疫支持。

黑巧克力：甜蜜的免疫助攻

很多人以为巧克力是垃圾食品，但实际上，黑巧克力（可可含量70%以上）是一种天然抗氧化食品，它不仅美味，还对我们的免疫力提升有着积极作用。

黑巧克力有助于增强免疫力，主要得益于其富含的黄烷醇、镁和天然益生元等关键营养成分。黄烷醇是一种强效抗氧化剂，能够刺激T细胞的活性，让身体在面对病毒和细菌时能迅速做出反应。

此外，黑巧克力富含镁。这种矿物质不仅能降低体内的炎症水平，还能够调节神经系统，减少压力带来的免疫抑制作用，从而维持免疫系统的正常功能。

更重要的是，黑巧克力含有天然益生元，能够促进肠道益生菌的生长，改善肠道微生态环境，而健康的肠道正是强大免疫力的基础。因此，适量食用高可可含量的黑巧克力，不仅能满足味蕾，还能为免疫系统提供助力，让身体更好地抵御疾病。

2018年，在美国实验生物学大会上公布的两项研究结果表明，食用高可可含量（70%以上）的黑巧克力，对压力水平、炎症、情绪、记忆力和免疫力等有积极影响。

在其中一项研究中，研究者让25~50岁的健康成年受试者每天食用48g黑巧克力（可可含量为70%），持续8天，并在每天食用后2小时以及第7天采集血液样本。而在另一项研究中，研究者让22~40岁的健康受试者食用48g同样可可含量的黑巧克力，在食用前、食用后30分钟和120分钟通过脑电图测量大脑活动。

通过血液样本分析发现，食用黑巧克力使参与T细胞活化、细胞免疫反应以及与神经调节及感官知觉有关基因的多个信号通路上调。脑电图结果显示，大脑出现25~40Hz的γ波，表明大脑处于高水平处理状态，有助于增强神经可塑性等，从侧面也对免疫起到积极作用。

在日常生活中，我们可以选择70%以上可可含量的黑巧克力，每天食用20~30g，既能满足口腹之欲，又不会摄入过多糖分。

南瓜子：富含锌和镁的免疫守护者

南瓜子是一种营养密度极高的种子，富含锌、镁、ω-脂肪酸和类胡萝卜素，这些营养素在促进免疫细胞的生成和调节免疫反应方面起着重要作用。

南瓜子中的锌是激活T细胞的关键元素，有助于提高免疫系统识别和攻击病原体的能力，让身体更有效地抵御感染；而镁这种矿物质不仅能够降低炎症水平，还可以增强神经系统的稳定性，减少压力对免疫系统的抑制作用。

此外，南瓜子含有的ω-脂肪酸能够调节免疫，降低慢性炎症，减少因免疫过度反应导致的自身免疫性疾病的风险。因此，适量食用南瓜子，不仅能提供健康脂肪和微量元素，还能帮助维持免疫系统的正常运作。

2012年，发表在《化学进展》(*Progress Chemistry*)上的一项研究表明，补充南瓜子粉可以提升身体里巨噬细胞清除外来异物的能力，这表明南瓜子有免疫调节作用。同时，南瓜子粉还能刺激机体产生更多的抗体，促进淋巴细胞增殖，从而起到提升免疫力的作用。

在接日常饮食中，我们既可以直接食用一小把南瓜子(约30g)作为零食，还可以把它们撒在酸奶、沙拉、燕麦粥中，增加口感和营养价值。

鲜枣：富含抗氧化成分的天然补充剂

鲜枣含有丰富的维生素C，能够提高免疫细胞的活性，促进抗体的生成，让身体在面对病原体时能更迅速地做出反应。

此外，鲜枣还提供天然铁。铁不仅能帮助红细胞更有效地输送氧气，还能确保免疫系统的正常功能，避免因缺铁导致的免疫力下降、疲劳和抵抗力减弱。

除了维生素和矿物质，鲜枣还富含多酚类抗氧化剂，这些天然抗氧化剂能够减少自由基对免疫系统的损害，帮助细胞抵御氧化应激，维持身体健康。经常食用鲜枣，不仅能增强免疫防御力，还能改善血液循环，减少疲劳感，让身体更具活力。

2013年，中国西北农林科技大学在《农业与食品化学杂志》(*Journal of Agricultural and Food Chemistry*)上发表的一篇报告指出，鲜枣含有丰富的维生素C、类黄酮、多糖等活性成分。这些成分赋予鲜枣多种生物学功能，包括抗炎、抗氧化和免疫刺激作用。

报告还提到，鲜枣不仅具有抗癌、保护肝脏等多重益处，还能通过调节免疫细胞活性和降低体内炎症水平，改善机体的整体防御能力，特别适合在医疗资源有限的地区作为一种天然的保健食品。

在日常饮食中，我们可以将鲜枣作为零食食用（每日3～5颗），也可以用红枣泡茶、煲汤。鲜枣制成干枣（即红枣）后，维生素C流失，但仍有一定的营养价值，且红枣为药食同源食物，有补虚益气、养血安神、健脾和胃等功效。

提升免疫力食谱

香菇鸡肉汤

材料 鸡肉300克，鲜香菇6朵，枸杞子5克，红枣5颗。

调料 姜片、葱段、料酒、盐各适量。

做法
1. 鸡肉洗净，切块，冷水下锅，加姜片、葱段、料酒，焯水后捞出；香菇洗净，切十字花刀。
2. 将鸡块、香菇、红枣、枸杞子、姜片放入锅中，加足量清水，大火烧开转小火炖1小时，加盐调味即可。

食愈功效 鸡肉富含优质蛋白；香菇含有的香菇多糖有助于增强免疫力；红枣、枸杞子含多种维生素和矿物质，可促进免疫细胞生成。

菠菜蛋花汤

材料 菠菜200克，鸡蛋2个。

调料 姜丝、盐、香油各少许。

做法
1. 菠菜洗净，切段。
2. 锅中加水烧开，放入姜丝、菠菜段。
3. 鸡蛋打散，慢慢倒入锅中，形成蛋花，加盐调味，淋上香油即可。

食愈功效 菠菜富含维生素C、铁等；鸡蛋含优质蛋白，为免疫系统提供物质基础。

番茄牛肉煲

材料 牛肉300克，番茄2个，洋葱半个，胡萝卜半根。

调料 姜丝5克，大料1个，桂皮1小块，料酒、生抽、盐、冰糖各少许。

做法
1. 牛肉洗净，切块，冷水下锅，加姜丝、料酒，焯水后捞出。
2. 番茄洗净，顶部划十字，用开水烫一下，去皮后切块；洋葱洗净，切块；胡萝卜洗净，去皮，切块。
3. 锅中倒油，放入洋葱块炒香，加入番茄块炒出汁，放入牛肉块翻炒均匀，加入胡萝卜块，加入生抽、大料、桂皮、冰糖，翻炒上色后倒入砂锅中，加足量清水，大火烧开转小火炖1小时，加盐调味即可。

食愈功效 牛肉富含蛋白质、铁、锌等；番茄富含维生素C和番茄红素，具有抗氧化作用，有助于提升免疫力。

虾仁蒸蛋

材料 鸡蛋2个，虾仁5个。

调料 盐、蒸鱼豉油、香油各少许。

做法
1. 鸡蛋打入碗中，加少许盐打散，慢慢加入温水，边加水边搅拌均匀。蛋液过筛2次，去除表面浮沫，盖上保鲜膜，用牙签扎几个小孔。
2. 蒸锅加水烧开，放入蛋液蒸8分钟。
3. 揭开保鲜膜，放入虾仁，蒸3~5分钟，至虾仁熟透，淋上蒸鱼豉油和香油即可。

食愈功效 鸡蛋和虾仁均为优质蛋白的良好来源，有助于身体组织修复和免疫细胞合成。

红枣桂圆粥

材料 大米100克，红枣5颗，桂圆干15克。

做法
1. 大米洗净；红枣去核；桂圆干去壳。
2. 将大米、红枣、桂圆干放入锅中，加足量清水，大火烧开转小火煮30~40分钟，至大米软烂即可。

食愈功效 红枣含维生素C等营养成分，桂圆含多种维生素和矿物质，能滋补身体，有助于增强免疫力。

胡萝卜南瓜汤

材料 胡萝卜1根，南瓜300克，洋葱1个。

调料 橄榄油、盐、黑胡椒碎各少许。

做法
1. 胡萝卜、南瓜、洋葱分别洗净，去皮，切块。
2. 锅中加橄榄油，放入洋葱块煸炒至软，加入胡萝卜块和南瓜块，翻炒均匀，加入适量清水煮沸。
3. 水开后，转小火煮至胡萝卜和南瓜变软，使用搅拌机将食材搅拌成浓汤，调入盐和黑胡椒碎即可。

食愈功效 胡萝卜和南瓜富含β-胡萝卜素，对免疫系统至关重要，能够帮助皮肤和黏膜保持健康，增强对病原体的防御能力。

海带炖排骨

材料 排骨300克，泡发海带100克。

调料 姜片、葱段、料酒、盐各适量。

做法 1. 排骨洗净，斩块，冷水下锅，加入姜片、葱段、料酒，焯水后捞出，沥干水分；海带洗净，切细丝。

2. 将处理好的排骨块、海带丝、姜片一同放入炖锅中，倒入没过食材的清水，大火烧开，转小火慢炖1.5小时，加盐调味即可。

食愈功效 排骨富含优质蛋白、铁，是修复组织细胞的重要原料；海带含有丰富的碘、膳食纤维，对于维护甲状腺和肠道健康有益。

鲫鱼萝卜汤

材料 鲫鱼1条，白萝卜1根。

调料 姜片、葱段、料酒、香油、盐各适量。

做法 1. 鲫鱼处理干净，用盐、料酒腌制15分钟；白萝卜洗净，去皮，切丝。

2. 锅中倒油，放入鲫鱼煎至两面金黄，加入姜片、葱段，倒入足量清水，大火烧开转小火煮20分钟。

3. 放入白萝卜丝，继续煮10分钟，加盐调味，淋上香油即可。

食愈功效 鲫鱼富含优质蛋白、硒，白萝卜含维生素C、萝卜硫素等，有助于增强体质。

枸杞猪肝粥

材料 大米、猪肝各100克，枸杞子5克。

调料 姜丝、盐、料酒、淀粉各少许。

做法 1. 大米洗净，浸泡30分钟；猪肝洗净，切片，用盐、料酒、淀粉腌制15分钟。

2. 将大米放入锅中，加足量清水，大火烧开转小火煮20分钟，放入姜丝、猪肝片，煮至猪肝变色，加入枸杞子、盐，煮3分钟即可。

食愈功效 猪肝富含铁和维生素A，枸杞子滋补身体，大米提供能量。

黄芪乌鸡汤

材料 净乌鸡半只，黄芪10克，红枣5颗，枸杞子5克。

调料 姜片、葱段、料酒、盐各适量。

做法
1. 乌鸡洗净，切块，冷水下锅，加姜片、葱段、料酒，焯水后捞出。
2. 将乌鸡块、黄芪、红枣、枸杞子、姜片放入锅中，加足量清水，大火烧开转小火炖1.5小时，加盐调味即可。

食愈功效 乌鸡营养丰富，富含多种氨基酸和微量元素；黄芪具有补气作用；红枣和枸杞子能滋补气血，协同提升身体免疫力。

香菇油菜

材料 干香菇6朵，小油菜200克。

调料 蒜末、盐、生抽各适量。

做法
1. 香菇泡发，切十字花刀；小油菜洗净。
2. 锅中加水烧开，分别放入香菇和小油菜，焯水后捞出。
3. 锅中倒油，放入蒜末爆香，加入香菇翻炒几下，加入生抽炒匀，放入小油菜后快速翻炒，加盐调味即可。

食愈功效 香菇中的香菇多糖能增强免疫力；小油菜富含维生素C、膳食纤维等，有助于促进肠道蠕动，增强身体抵抗力。

山药红枣粥

材料 山药150克，红枣5颗，大米50克。

做法
1. 山药洗净，去皮，切块；红枣洗净，去核；大米洗净。
2. 将大米、山药块、红枣放入锅中，加足量清水，大火烧开转小火煮30分钟，至山药软烂、大米熟透即可。

食愈功效 山药含有多种营养成分，有助于增强免疫力；红枣含有维生素C、铁等营养成分。二者与大米搭配，有助于提升抵抗力。

彩椒红薯炒鸡丁

材料 鸡胸肉200克，彩椒1个，红薯100克。

调料 葱末、姜丝、蒜末、盐、料酒、生抽、淀粉各适量。

做法 1. 鸡胸肉洗净，切丁，用盐、料酒、生抽、淀粉腌制15分钟；彩椒洗净，去蒂除子，切丁；红薯洗净，去皮，切丁。

2. 锅中倒油，放入葱末、姜丝、蒜末爆香，加入鸡丁翻炒至变色，盛出。

3. 锅中留底油，放入红薯丁翻炒至表面微黄，加入彩椒丁继续翻炒，放入炒过的鸡丁，加盐调味即可。

食愈功效 鸡胸肉提供优质蛋白，彩椒富含维生素C，红薯含有丰富的膳食纤维、维生素C等，三者搭配有助于提升身体免疫力。

牛肉菠菜卷

材料 牛肉200克，菠菜150克，面粉100克，洋葱半个。

调料 姜丝、蒜末、盐、生抽、料酒、黑胡椒碎各适量。

做法 1. 牛肉洗净，切末；洋葱洗净，去皮，切末；菠菜洗净，焯水，捞出后切碎。

2. 锅中倒油，放入姜丝、蒜末、洋葱末爆香，加入牛肉末翻炒至变色，加生抽、料酒、盐、黑胡椒碎调味，盛出备用。

3. 将菠菜碎与炒好的牛肉末混合均匀，制成馅。

4. 面粉加适量清水揉成面团，醒发15分钟。将面团擀成薄片，铺上牛肉菠菜馅，卷起来。

5. 蒸锅中加水烧开，放入牛肉菠菜卷，上汽后蒸15分钟即可。

食愈功效 牛肉富含优质蛋白、铁和锌等，为身体提供构建免疫细胞的原料；菠菜含有丰富的维生素C、膳食纤维，与牛肉搭配，强化补铁效果，有助于提升身体免疫力。

蛤蜊蒸蛋

材料 蛤蜊200克，鸡蛋2个。

调料 盐、蒸鱼豉油、香油、葱花各少许。

做法 1. 蛤蜊放入盐水中，让其吐尽泥沙后洗净。锅中加水烧开，放入蛤蜊煮至开口，捞出沥干水分。

2. 鸡蛋打入碗中，加少许盐打散，慢慢加入温水，边加水边搅拌均匀。盖上保鲜膜，用牙签扎几个小孔。

3. 蒸锅加水烧开，放入蛋液蒸5分钟，揭开保鲜膜，将蛤蜊均匀铺在蛋液上，再盖上保鲜膜，继续蒸5分钟至蛋液凝固。

4. 取出蒸蛋，淋上蒸鱼豉油，滴入香油，撒上葱花即可。

食愈功效 蛤蜊富含锌、铁以及优质蛋白，鸡蛋同样富含蛋白质等多种营养成分。二者搭配，为身体提供丰富的营养，可提升免疫力。

胡萝卜羊肉汤

材料 羊肉300克，胡萝卜1根。

调料 姜片、葱段、料酒、盐各适量，大料1个，桂皮1小块。

做法
1. 羊肉洗净，切块，冷水下锅，加姜片、葱段、料酒，焯水后捞出；胡萝卜洗净，去皮，切块。
2. 将羊肉块、胡萝卜块、姜片、葱段、大料、桂皮放入锅中，加足量清水，大火烧开转小火炖1.5小时至羊肉软烂，加盐调味即可。

食愈功效 羊肉富含蛋白质、铁等营养成分，能补气血；胡萝卜含有丰富的类胡萝卜素，有助于增强免疫功能。二者熬制的汤品营养丰富，有助于提升身体免疫力。

胡萝卜坚果鸡丁

材料 鸡胸肉200克，胡萝卜半根，玉米粒50克，混合坚果40克。

调料 葱末、姜末、蒜末、盐、料酒、生抽各适量。

做法
1. 鸡胸肉洗净，切丁，用盐、料酒、生抽腌制15分钟；胡萝卜洗净，去皮，切丁。
2. 锅中倒油烧热，爆香葱末、姜末、蒜末，加入鸡丁翻炒至变色。
3. 放入胡萝卜丁、玉米粒翻炒至断生，加入混合坚果，快速翻炒，加盐调味即可。

食愈功效 鸡胸肉是优质蛋白的良好来源，为免疫系统提供物质基础；胡萝卜富含类胡萝卜素，有助于增强免疫功能；玉米含有多种维生素和矿物质；混合坚果进一步补充蛋白质、维生素E和锌等。多种食材协同作用，提升身体免疫力。

橙子蒸蛋

材料 橙子1个，鸡蛋2个。

做法
1. 橙子洗净，在顶部切开，用勺子挖出橙肉，尽量保持橙子皮完整。

2. 将橙肉放入榨汁机中榨成橙汁，过滤掉残渣。
3. 鸡蛋打入碗中，加入等量的橙汁，搅拌均匀，过筛2次，去除表面浮沫。
4. 将蛋液倒入橙子皮中，盖上橙子盖，放入蒸锅中，小火蒸10～15分钟，至蛋液凝固即可。

食愈功效 橙子富含维生素C、类黄酮等抗氧化物质，能增强免疫力；鸡蛋提供优质蛋白和多种营养成分，与橙子搭配蒸制，口感独特，营养丰富。

芒果柑橘酸奶杯

材料 芒果、柑橘各1个，酸奶200克，原味即食燕麦片30克。

做法
1. 芒果洗净，去皮除核，切小块；柑橘去皮，掰成瓣。
2. 取一个杯子，先铺一层燕麦片，再倒入一层酸奶，接着放上芒果块和柑橘瓣。
3. 重复上述步骤，直至食材用完。

食愈功效 芒果和柑橘的维生素与酸奶中的益生菌有助于调节肠道菌群，增强肠道免疫力；燕麦片提供膳食纤维和多糖，为身体补充能量，提升整体免疫力。

彩椒芒果沙拉

材料 彩椒、芒果各1个，生菜50克，坚果碎20克。

调料 橄榄油、醋、盐、黑胡椒碎各少许。

做法
1. 彩椒洗净，去蒂除子，切丝；芒果洗净，去皮除核，切片；生菜洗净，撕成小块。
2. 将上述食材一起放入碗中，加入坚果碎、橄榄油、醋、盐和黑胡椒碎，搅拌均匀即可。

食愈功效 彩椒、芒果均富含维生素C、胡萝卜素，生菜提供膳食纤维和叶酸，坚果富含蛋白质、锌、维生素E，搭配食用有助于提升免疫功能。

Part 4

从消化不良到“消化优良”

1 为什么说肠道健康决定长寿

如果说心脏是身体的“发动机”，大脑是“指挥中心”，那么肠道就是“健康的根基”。在现代科学研究中，肠道不仅是一个消化食物的器官，它更是影响免疫系统、代谢健康、情绪稳定和长寿的核心因素。

事实上，越来越多的研究表明，肠道的健康状况与我们的寿命长短息息相关。百岁老人们有一个共同点——他们的肠道菌群更加平衡、消化系统更加稳定，而肠道功能失调的人则更容易遭受慢性病、免疫功能紊乱和早衰的困扰。那么，为什么肠道如此关键？它到底如何影响我们的健康和寿命？

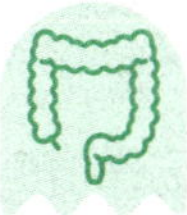

肠道不仅仅是消化器官，更是“第二大脑”

许多人以为肠道的唯一作用是消化食物、吸收营养，但实际上，肠道承担的远远不止这些基本功能。科学家发现，肠道神经元的数量仅次于大脑，并且肠道拥有独立的神经系统，能够直接影响我们的情绪、免疫系统，甚至是大脑功能，因此它也被称为“第二大脑”。

肠道中的神经元和神经递质（如血清素）与大脑紧密联系，形成了“肠-脑轴”，这种联系决定了肠道健康对大脑健康的重要性。例如，90%以上的血清素——这种影响快乐和情绪稳定的神经递质，都是在肠道中合成的。

当肠道菌群受到破坏，血清素水平下降，我们可能会变得更容易焦虑、情绪低落，甚至发展成长期抑郁症。

此外，肠道健康直接影响大脑的认知功能，如果肠道菌群失衡，可能会导致炎症因子进入血液，影响大脑的神经活动，从而引发脑雾，让人感到思维迟钝、注意力下降、记忆力减退，甚至影响决策能力和学习效率。长期的肠道功能紊乱还可能与神经退行性疾病（如阿尔茨海默病和帕金森病）的发生有关。

所以，肠道健康不仅影响我们的身体状态，还会影响我们的情绪、思维清晰度。

肠道健康，决定整体健康

你知道吗？人体约70%的免疫细胞都“驻扎”在肠道。也就是说，肠道不仅决定消化的好坏，还是免疫系统的核心“战场”。在肠道内，有着庞大的肠道菌群，它们像一支军队，与免疫系统紧密合作，共同抵御外来病原体的入侵。

当肠道健康、菌群平衡时，免疫系统可以精准识别并消灭入侵的病原体，保护身体免受感染。同时，肠道还能防止免疫系统过度激活，避免自身免疫性疾病的发生。如果肠道菌群失衡，肠道屏障功能下降，有害细菌、毒素和未完全消化的食物颗粒可能会渗入血液中，导致慢性炎症，削弱免疫功能，使人更容易生病。

越来越多的研究发现，健康的肠道可以有效降低慢性病的风险。比如，肠道菌群的平衡能改善胰岛素敏感性，减轻慢性炎症，从而降低糖尿病的发生率。与此同时，肠道健康还与心血管疾病密切相关。

2024年4月，发表在《细胞》（*cell*）上的一项研究，由美国麻省理工学院和哈佛大学的研究团队在对弗雷明汉心脏研究的1400多名参与者的代谢物和微生物基因组进行分析后得出结论：肠道中的一类有益细菌可吸收并代谢体内胆固醇，有助于降低胆固醇水平；反之，有害菌比例高则可能影响胆固醇代谢，增加心血管疾病的发生风险。

更令人震惊的是，某些类型的肠道菌群失衡甚至可能与癌症的发生和发展有关。2022年，发表在《自然–代谢》（*Nature Metabolism*）上的一项研究发现，肠道中某些有害菌群的代谢物质会加剧结直肠癌的进展。

因此，维护肠道健康，不仅是为了改善消化，更是为了维持免疫系统的稳定，降低慢性病的发生风险，延缓衰老，提高整体健康水平。

肠道影响新陈代谢和人体衰老速度

你是否注意到，有些人即使年过60依然精神饱满、思维敏捷，而有些人还不到40岁，就开始出现各种衰老症状。其中一个重要因素，就是肠道的健康状态。

肠道不仅是一个消化器官，还是人体最大的代谢中心之一，负责调节营养吸收、血糖水平、脂肪代谢和能量转换。如果肠道健康，食物中的营养能够被高效吸收并运送到全身，确保器官功能正常，细胞修复及时，从而延缓衰老进程。

但如果肠道功能下降，食物的消化吸收变差，代谢废物堆积，不仅会导致营养不良、体重增加、血糖波动，还会加速衰老，让人更容易出现皮肤暗沉、免疫力下降、体力下滑等问题。健康的肠道还能帮助身体清除毒素，减少自由基损伤，让你看起来更年轻、更有活力。

2024年6月，上海交通大学医学院附属瑞金医院与华大生命科学研究院等机构的研究团队在《自然-医学》（*Nature Medicine*）上发表了一篇开创性的研究，首次提出“肠道菌龄”的概念。

在这项研究中，研究团队收集了近2万例40岁以上人群的随访数据，综合考虑了包括肥胖、胰岛素敏感性、糖代谢、脂代谢、血压、肝功能、肾功能等在内的21项代谢指标，得出了让人耳目一新的结论：肠道菌群是决定人体年龄的重要因素，这个年龄并不以人的生理年龄为标准。

也就是说，拥有健康肠道菌群的老年人会更“年轻”，不健康的肠道菌群让年轻人更“衰老”。这一研究揭示了肠道菌群与衰老的关联，也表明，肠道的健康程度直接影响人体衰老的速度。

肠道健康决定长寿的科学证据

“肠道决定长寿”，这个说法听起来有些夸张，但随着科学研究的深入，越来越多的证据支持肠道健康与长寿之间的关系。

2023年5月，来自丹麦哥本哈根大学的研究小组在《自然–微生物学》（*Nature Microbiology*）上发表了一项针对百岁老人的研究。这项研究共纳入了176名健康的日本百岁老人的数据，发现他们的肠道菌群更加多样化，且有益菌（如双歧杆菌和乳酸菌）占比更高，这使得他们的新陈代谢率更高、炎症水平更低、免疫系统更强。

这项研究的研究者发现：在百岁老人的体内，无论是细菌还是噬菌体，都具有极高的生物多样性。较高的微生物多样性通常与健康的肠道微生物组相关联。而且他们预计，拥有健康肠道微生物组的人能更好地抵御与衰老相关的疾病。

2019年，一项针对意大利撒丁岛长寿老人的研究也得到了相似的结论。意大利撒丁岛、日本冲绳等地区，都是世界上著名的长寿地区，这里百岁老人的比例很高。而肠道菌群可能是他们长寿的一个重要影响因素。

同样在2019年，西班牙奥维耶多大学的研究团队通过粪便移植将野生的健康小鼠的肠道菌群转植给早衰的小鼠，结果发现，早衰小鼠的健康状况得到了明显改善，其寿命平均延长约13.5%。

由此可见，肠道健康的确和寿命有很大关联。那么问题在于，我们应该怎样帮助自己改善肠道健康呢？食物，依然是行之有效的方法。

2

绿色食物的力量，支持肠道修复和大脑健康

大自然赋予了许多食物强大的改善肠道健康的能力，其中，绿色食物更是展现出令人惊叹的功效。为什么绿色食物能帮助我们改善肠道健康呢？答案就隐藏在它们丰富的膳食纤维、植物化学物等营养成分中。

这些天然成分不仅能促进肠道蠕动，缓解便秘和消化不良，还能平衡肠道菌群，保护肠道黏膜，全面提升我们的消化功能等整体健康。

膳食纤维：肠道的“清洁工”

膳食纤维有“肠道卫士”的美誉，它是维护肠道健康的重要基石。膳食纤维能够吸收肠道内的水分，使粪便柔软且体积增加，刺激肠道蠕动，有效促进肠道废物和毒素的及时排出。膳食纤维在肠道内发酵后还能产生有益的短链脂肪酸，这种物质能有效保护肠道，抑制炎症，增强肠道屏障功能。

在日常饮食中，菠菜、西蓝花、小白菜、芹菜等绿色蔬菜富含膳食纤维，这些膳食纤维不仅能有效预防和缓解便秘，还有助于降低心血管疾病和癌症的发生风险。

2024年1月，发表在《临床营养学》上的一项针对超过350万人的大规模研究表明，总膳食纤维摄入量增加，全因死亡、心血管疾病相关死亡和癌症相关死亡风险分别降低23%、26%和22%。

而在2022年，发表在《营养与癌症》的一项涵盖43万人的研究也显示：无论是摄入可溶性膳食纤维，还是不可溶性膳食纤维，都能使肠癌发生风险大幅度降低。

其实，不仅绿色蔬菜中含有较为丰富的对肠道有益的膳食纤维，一些水果中也富含膳食纤维，比如猕猴桃。营养研究表明，每100克猕猴桃中含2～3克膳食纤维，经常吃这种水果也能够改善我们的消化功能。

2023年6月，发表在《美国胃肠病学杂志》（*The American Journal of Gastroenterology*）上的一项在新西兰、意大利和日本三个国家进行的随机对照试验表明，摄入猕猴桃可显著增加便秘人群的自发排便次数，并能改善胃肠舒适度。

从绿色蔬菜到水果，都是膳食纤维的优质来源，每天均衡摄入，不仅能维持消化系统功能，还能为心血管健康、免疫系统和长寿提供有力支持。

叶绿素：肠道的天然“净化剂”

叶绿素是菠菜、羽衣甘蓝、西蓝花等深绿色蔬菜的重要成分，它不仅赋予了这些蔬菜鲜艳的绿色，更是肠道的天然“净化剂”。叶绿素具有卓越的抗氧化和排毒功效，能够中和肠道内的有害毒素，保护肠黏膜免受自由基损伤，有效防止肠道炎症的发生。

在临床上，有一类常见的肠道疾病统称为炎症性肠病（IBD），包括克罗恩病和溃疡性结肠炎等。IBD的治疗方法主要包括药物治疗（免疫抑制剂）和手术。然而，长期使用免疫抑制可能会导致严重的不良反应，包括机会性感染甚至器官衰竭。

而发表在《美国生理学杂志–胃肠和肝生理学》（*American Journal of Physiology - Gastrointestinal and Liver Physiology*）上的一项研究表明，食用绿色蔬菜或绿色色素补充剂（如叶绿素）可能有助于治疗IBD，包括克罗恩病和溃疡性结肠炎。

这项研究来自四川大学华西医院糖尿病与代谢研究中心和洛杉矶西达赛奈医疗中心的研究团队。研究人员发现，植物中的叶绿素能显著降低与IBD相关的死亡率、减轻体重、减少腹泻和大便隐血、减轻肠道上皮损伤和炎细胞浸润。

为什么叶绿素能够起到如此积极的治疗效果呢？该研究发现，绿叶蔬菜和补充剂中的叶绿素可以向细胞发出信号，调控自噬，减轻炎症，从而抑制炎症性肠病的症状。

由此可见，日常饮食中适当增加富含叶绿素的绿色蔬菜，不仅有助于预防和缓解常见的消化不良，还可能对炎症性肠病等较严重的肠道问题起到积极的治疗辅助作用。

绿叶蔬菜：降低压力，提升脑力

近年来，“肠-脑轴”逐渐成为科学界关注的焦点。绿叶蔬菜中丰富的镁、叶酸和维生素C等营养物质，可以有效维护神经系统的健康，强化肠道与大脑之间的沟通渠道。这不仅能够降低压力水平，还能缓解焦虑和抑郁症状，提升整体认知功能。

2018年1月，芝加哥拉什大学医学中心在《神经病学》上发表了一项研究。在这项研究中，研究人员追踪了960名平均年龄为81岁的老人，追踪时间平均为4.7年。

在追踪的开始，所有参与者都没有患阿尔茨海默病，他们定期完成关于食用绿叶蔬菜的问卷调查，并每年接受一次思维和记忆力测试。在追踪调查结束后，研究人员得出结论：每天至少吃1份绿叶蔬菜（大约一拳头的熟菠菜）的人，其思维和记忆力衰退得比那些从不吃或很少吃绿叶蔬菜的人要慢。

研究人员表示，**绿叶蔬菜可能与延缓大脑衰老有直接的关系**。在思维和记忆力的测试中，每天至少吃1份绿叶蔬菜的人，比不吃绿叶菜或者很少吃的人，大脑要年轻11岁。

常吃绿叶蔬菜，不仅让大脑更年轻，也会让情绪变得更积极。2021年，发表在《临床营养学》上的一项研究，由澳大利亚伊迪斯·科文大学的研究人员对8600多名25～91岁的澳大利亚人进行蔬果摄入及心理压力等数据的分析，结果发现：每天摄入至少470g蔬果的人比每天蔬果摄入量少于230g的人，压力水平要低10%。

所以，无论是从支持肠道健康的角度，还是维护大脑认知的角度，抑或是改善情绪的角度，经常吃绿叶蔬菜都是有益的。

3 补充益生元，让肠道益生菌翻倍

人体肠道中存在数以万亿计的微生物，其中包括细菌、真菌和病毒。这些微生物形成了一个动态的微生态系统，其中益生菌担当了关键角色，在维护消化道健康和整体健康中发挥着至关重要的作用。

益生菌的种类繁多，其中以双歧杆菌和乳酸菌最为人们所熟知。大量研究表明，肠道益生菌数量充足且种类丰富的人群，不仅消化能力更强，免疫系统也更加活跃，整体健康状况更佳。

发酵食品：益生菌的重要来源

益生菌可以通过食物进入肠道，并在合适的环境中定植、繁殖，从而增强肠道健康。而发酵食品往往含有丰富的益生菌。

发酵食品是经过微生物（如乳酸菌、酵母、双歧杆菌等）发酵，使得食物中的糖类和其他有机物发生分解，从而提升风味和营养价值，并增加益生菌含量的一类食品。这些食品不仅能提供丰富的营养，还能为肠道带来有益菌群，帮助维持肠道微生态平衡，增强免疫力。

2021年，美国斯坦福大学医学院的研究人员在《细胞》上发表研究指出，**富含发酵食品的饮食可以增强肠道微生物的多样性，减少炎症标志物分子，从而起到提升免疫力的作用**。

在日常饮食中，常见的富含益生菌的发酵食品包括以下几种。

酸奶

酸奶是最常见的发酵食品，其中含有乳酸菌和双歧杆菌，能够帮助维持肠道菌群平衡，减少便秘、腹泻和肠道炎症。乳酸菌能够刺激巨噬细胞、NK细胞和T细胞的活性，从而增强人体的免疫反应。

2025年2月，发表在《肠道微生物》（*Gut Microbes*）上的一项研究表明，长期食用酸奶可改变肠道微生物群，从而预防某些结直肠癌。

这项研究的发起者是美国麻省总医院研究团队，研究共纳入132056名受试者，并记录了3079例结直肠癌病例，其中1121例进行了双歧杆菌检测。结果显示，每周摄入2份或更多酸奶者中，肿瘤内检测到双歧杆菌的患者，其结直肠癌风险相较于每月酸奶摄入少于1份者降低约20%。

但要注意的是，我们应该尽量选择不含添加糖和其他添加剂的天然原味酸奶，以免损害益生菌的活性。

泡菜等发酵蔬菜

泡菜、酸菜等发酵蔬菜富含乳酸菌，能够提高肠道有益菌的数量，增强免疫系统的防御力。不仅如此，经常食用发酵蔬菜，还可以减少体内脂肪，这对于肥胖人群是一个非常有利的消息。

2024年10月，发表在《功能食品杂志》（*Journal of Functional Foods*）上的一项研究，科学家们首次对泡菜的抗肥胖作用进行了随机对照试验，结果发现：**食用泡菜可显著减少体内脂肪并改善血脂状况**。研究者认为，这可能是由于泡菜中的有益菌——阿克曼氏菌丰度增加，与肥胖相关的变形菌数量显著减少，进而改善代谢综合征和肥胖问题。

但需要指出的是，有的泡菜含盐量较高，需控制食用量。

康普茶

康普茶是一种由茶叶发酵而成的饮品，含有天然益生菌和有机酸，能帮助平衡肠道菌群，促进消化，并减轻炎症。2018年，医疗科学大学（American College of Healthcare Sciences）发表的一项回顾性研究指出，康普茶的有益成分可以刺激肠道益生菌生长，维持肠道菌群平衡。

另外，康普茶中的抗氧化成分，如在发酵过程中产生的多种有机酸、黄酮类等，有助于清除自由基，减少细胞氧化损伤，维持免疫细胞的正常功能，从而提高免疫力。

味噌和纳豆

这两种日本发酵食品不仅含有益生菌，还富含维生素K_2，对心血管健康和骨骼健康十分有益。

2020年1月，发表在《英国医学杂志》（*BMJ*）上的一项研究发现，**食用更多的发酵豆制品，如味噌和纳豆，可以降低死亡风险**。

这项研究的参与者无重大疾病史且年龄为45～74岁，共42750名男性和50165名女性。在近15年的随访中，研究者通过问卷调查收集参与者的饮食习惯、生活方式和健康状况，并从社区获取其死亡信息。

结果表明，经常食用纳豆和味噌的人群较不食用发酵豆制品的人群，总体死亡率显著降低。

在饮食中，增加上述这些富含益生菌的发酵食品，能够帮助我们改善肠道菌群的结构，提升免疫力。

益生元食物：让益生菌“茁壮成长”

我们都知道，肠道的健康需要益生菌，但在日常饮食中，仅仅补充益生菌是不够的，我们还需要益生元。

益生元是一类不可被人体消化吸收的膳食纤维，但它们是肠道有益菌的能量来源，能够促进有益菌的生长和繁殖，同时抑制有害菌，帮助肠道维持健康的微生态平衡。

补充足够的益生元，就像是为肠道里的有益菌提供充足的营养，让它们能够战胜有害菌，占据优势地位，进而增强免疫功能、改善消化功能、减轻炎症和促进整体健康。那么，哪些食物富含天然益生元呢？

洋葱、大蒜、韭菜：天然的肠道“养菌师”

洋葱、大蒜和韭菜是常见的天然益生元食物，它们富含菊粉和低聚果糖，这两种物质在人体内无法被消化，但可以被肠道中的益生菌分解利用，作为它们的主要能量来源。

这些蔬菜不仅能够促进益生菌的繁殖，还能在肠道内形成富有营养的环境，有助于提高肠道菌群的多样性，减少有害菌的生长。大蒜和洋葱还含有天然抗菌化合物（如大蒜素），可以抑制有害菌的过度繁殖，同时让有益菌更好地定植在肠道内，形成稳定的健康菌群。

2024年2月，英国伦敦国王学院的研究人员在《自然–通讯》（*Nature Communications*）上发表了一项有趣的研究，在这项研究中，他们对36对双胞胎参与者进行了随机对照试验，每对双胞胎被随机分配接受安慰剂或含有菊粉和低聚果糖的补充剂，持续12周。

在试验结束时，研究人员惊讶地发现，补充菊粉和低聚果糖补充剂的参与者相较于安慰剂组，其肠道益生菌的丰度有所增加，且认知表现也得到改善。这说明，菊粉和低聚果糖等益生元的补充不仅改善了肠道健康，还有利于增强大脑健康和记忆力。

香蕉：温和滋养肠道的“催化剂”

香蕉也是我们在日常饮食中容易获取益生元的食物之一，它富含抗性淀粉，这是一种特殊的淀粉，能够直达大肠，为双歧杆菌、乳酸菌等益生菌提供能量，促进其生长和繁殖。

抗性淀粉不仅能改善肠道微生物环境，还能够减少肠道炎症，促进肠道屏障的修复，有助于预防肠易激综合征、克罗恩病等肠道疾病。而且，最新研究表明，抗性淀粉还有助于减肥。

2024年，发表在《自然–代谢》上的一项针对肥胖人群的研究表明，**抗性淀粉可以通过重塑肠道菌群来促进减肥**。研究人员将37名肥胖或超重的参与者随机分为2组进行安慰剂（淀粉）随机对照试验。

研究人员发现，与安慰剂组相比，补充8周抗性淀粉的参与者，平均体重减轻了2.8kg，脂肪量和腰围显著减少。与此同时，抗性淀粉组的葡萄糖耐量和胰岛素敏感性也有显著改善。

产生这种效果的机制：抗性淀粉诱导的肠道菌群变化会改变胆汁酸分布，通过恢复肠道屏障来减轻炎症并抑制脂质吸收。

除了抗性淀粉，香蕉还含有丰富的镁和钾，这些矿物质对肠道健康和整体免疫功能至关重要。在胃肠功能较弱或生病后恢复期，香蕉更是一种温和且容易消化的益生元来源，能够帮助身体逐步恢复肠道菌群的平衡。

燕麦：提升肠道“好菌”活力的谷物

燕麦是β-葡聚糖的重要来源，β-葡聚糖是一种可溶性膳食纤维，在一定程度上具有益生元的特性。β-葡聚糖不被肠道吸收，却能够显著促进双歧杆菌和乳酸菌的生长，提高肠道菌群的稳定性，同时增强免疫系统的抗病能力。

2024年7月，华中科技大学同济医学院公共卫生学院等机构发表了一项研究，这项研究的结果对于排便困难的人来说可能是一个非常好的消息。在这项研究中，192名排便困难的受试者被分为3组，并被安排补充不同的益生元组合。结果发现，相较于普通膳食纤维，以燕麦β-葡聚糖为基础的2个益生元组合更能改善排便困难，以及腹胀、消化不良等肠道健康问题。

燕麦中的β-葡聚糖能在肠道内形成类似凝胶的物质，有助于延缓消化，促进肠道健康。不仅如此，很多研究还表明，燕麦有助于降低胆固醇水平、稳定血糖、减少炎症反应。这使得燕麦不仅对消化系统有益，对维持心血管健康、糖尿病预防等方面也有益。

对于血脂异常人群，更应该把燕麦添加到日常饮食中。2022年，发表在《营养素》上的一项涉及927名参与者的荟萃分析表明，燕麦中的β-葡聚糖可以有效降低血液中LDL-C和总胆固醇水平。

因此，无论是想要改善肠道健康、缓解便秘，还是降低胆固醇水平，燕麦都是一种营养丰富且效果显著的食物。每天早餐食用燕麦，可以为肠道益生菌提供良好的生长环境。

需要提醒大家的是，这里的燕麦指的是原味燕麦，而不是市面上常见的加入过多添加剂和添加糖的燕麦制品。

豆类：益生菌的优质“能量库”

豆类（如鹰嘴豆、扁豆、黑豆）中富含棉子糖、水苏糖等低聚糖，由于人体缺乏能够分解它们的酶，这些低聚糖可以完整地进入肠道。在肠道中，它们能够被双歧杆菌、乳酸菌等有益菌选择性地发酵利用，为这些有益菌提供能量来源，促进其生长、繁殖，从而维持肠道微生态的平衡。

2024年9月，发表于《营养素》上的一项研究表明，以豆类为主的饮食能显著改善肠道菌群的功能，从而提升肠道健康。在这项研究中，来自美国科罗拉多州立大学等机构的研究人员设计了一个为期14天、名为“豆类菜肴（Bean Cuisine）”的菜单计划，每天饮食中包含干豆、鹰嘴豆、豇豆、干豌豆和扁豆等至少1种豆类，并观察饮食对受试者肠道菌群的影响。

研究发现，每天食用豆类后，受试者的肠道菌群多样性明显提高，且促进了肠道内赖氨酸、色氨酸、半胱氨酸等重要氨基酸，以及丁酸、乙酸等有益短链脂肪酸和维生素（如B族维生素、维生素K_2）相关代谢通路的活跃。这种肠道菌群变化有助于维持肠道生态系统稳定，增强肠道对外界不良刺激的抵抗力，从而改善整体健康。

不过值得注意的是，某些人食用豆类可能会出现胀气现象，这是因为肠道中的益生菌在发酵低聚糖时会释放气体。但随着肠道菌群逐渐适应，胀气问题通常会减轻，因此建议从少量开始食用，再逐步增加摄入量，让肠道逐步适应。

4

食物“酶动力”，助力肠道高效运转

说到消化问题，你是否有过吃完一顿大餐后胃部不适、消化不良、胀气或食物停滞的感觉？我相信在生活中，很多朋友都有遇到过这样的问题。

这可能是因为你的消化系统在努力分解食物，却缺乏足够的消化酶来高效完成任务。消化酶是我们身体中一类重要的蛋白质，它们像生物剪刀一样，将大分子食物“剪成”（分解成）更容易吸收的小分子，帮助胃肠道更轻松地完成消化工作。

虽然我们的身体会自然分泌消化酶，如胃蛋白酶、胰蛋白酶、脂肪酶、淀粉酶等，但当消化系统负担过重（如高蛋白、高脂肪饮食）、年龄增长等，单靠体内酶的作用可能不够。

幸运的是，许多天然食物本身就含有丰富的消化酶，能够辅助分解食物，减轻胃肠负担，提高营养吸收率。接下来，让我们一起了解这些食物。

菠萝：富含菠萝蛋白酶，助力蛋白质消化

菠萝原产于南美洲，而应用菠萝改善健康的历史可以追溯到南美洲的古代文明时期。据记载，南美洲的土著将菠萝的各个部分用于医疗目的，包括治疗

消化问题、减轻炎症和促进伤口愈合。

现代营养学研究表明，菠萝不仅是一种可口的热带水果，还含有丰富的菠萝蛋白酶（一种蛋白水解酶），能够帮助分解食物中的蛋白质，让大分子蛋白质变成小分子的肽和氨基酸，使其更易被小肠吸收。

菠萝蛋白酶能够有效分解蛋白质，提高肉类等高蛋白食物的消化率，特别是在摄入大量肉类后，适量食用菠萝可以加速蛋白质分解，减轻肠胃负担。此外，它还具有抗炎和修复作用，能够减轻胃肠道炎症，促进消化道健康。

2024年6月，发表在《营养素》上的一项研究指出，**菠萝蛋白酶在炎症和免疫调节中发挥重要作用**。通过调节炎症介质和减少黏膜炎症，菠萝蛋白酶能够减轻腹胀、腹痛等症状。补充菠萝蛋白酶，可能对患有消化道炎症（包括炎症性肠病和胃炎）的人有益。

如何食用菠萝呢？一般来说，我们可以在饭后半小时左右吃几块新鲜菠萝，尤其是大餐后，可帮助分解蛋白质。另外，菠萝还可以搭配肉类料理，如菠萝炒牛肉或用菠萝腌制肉类，可以提升肉质的嫩度，并提高消化率。

木瓜：木瓜蛋白酶，全面提升蛋白质消化能力

除了菠萝，木瓜也是助消化水果，它含有木瓜蛋白酶和木瓜凝乳蛋白酶，这两种酶同样可以高效分解蛋白质，提高蛋白质消化吸收率，尤其对于乳制品、肉类的消化很有优势。这种特性有助于减少因消化不良引起的腹胀、嗳气和胃部不适，减轻胃肠负担。

2018年3月，奥地利的研究人员在《神经内分泌学快报》（*Neuroendocrinology Letters*）上发表了一项研究，指出**以木瓜为主要成分的膳食补充剂，在改善消化功能方面展现出积极作用**。

在这项随机对照试验中，研究团队对60位经内镜确诊患有轻度慢性胃炎的患者进行了为期30天的干预研究，研究中患者每日2次，每次服用20克的木瓜补充剂。

结果表明，在缓解胃痛方面，补充木瓜补充剂的受试组表现得更突出。木瓜中的消化酶能促进食物分解，改善胃肠道消化功能，从而有效降低慢性胃炎患者的不适感。

此外，对于乳糖不耐受者来说，适量食用木瓜有助于缓解乳制品引起的消化不适。这是因为木瓜中的木瓜凝乳蛋白酶有助于促进乳制品中的蛋白质分解、消化。

除了帮助分解蛋白质，木瓜还富含膳食纤维、维生素C、胡萝卜素，这些营养成分有助于胃黏膜修复，帮助维持健康的消化环境。对于胃部敏感、容易消化不良的人来说，适量食用木瓜不仅能改善肠胃健康，还能增强整体的消化能力。

蜂蜜：富含多种酶类，促进淀粉消化

蜂蜜不仅是一种天然甜味剂，还是一种改善胃肠功能的“传统良药”，用蜂蜜作为治疗胃肠道疾病的药物有着悠久的历史。大约在公元25年，罗马医生就用蜂蜜来治疗腹泻和便秘了。在东欧国家和阿拉伯等地的书籍中，也经常有使用蜂蜜预防和治疗消化性溃疡、胃炎和胃肠炎等的记录。

蜂蜜之所以有这样的功效，是因为它含有淀粉酶、葡萄糖氧化酶等，能够帮助分解碳水化合物，使食物中的糖类更易被吸收，并减少肠胃不适。

蜂蜜中的淀粉酶能够分解大分子淀粉，将其转化为麦芽糖，从而减轻肠胃负担，促进消化吸收。这样不仅有助于提高碳水化合物的利用率，还能有效预防因消化不良引起的腹胀和积食问题。

同时，蜂蜜含有的葡萄糖氧化酶对调节肠道环境起到积极作用。2022年7月，发表在《营养学前沿》（*Frontiers in Nutrition*）上的一篇报告指出，某些种类的蜂蜜可以减少肠道中引起感染的细菌，包括沙门氏菌、大肠杆菌和艰难梭菌，同时刺激潜在有益菌种的生长，如乳酸杆菌和双歧杆菌等，有助于维护肠道菌群的平衡，并促进肠道自我修复，尤其适合胃部有炎症或消化系统较脆弱的人群。

如何食用蜂蜜呢？简单来说，每天早晨喝一杯蜂蜜水，可以温和地启动肠胃，也可以将蜂蜜搭配无糖酸奶，效果会更好。2024年8月，发表在《营养学杂志》上的一项研究表明，蜂蜜搭配酸奶食用可以有效增加肠道内的双歧杆菌。

总之，如果你经常感到胃胀、消化不良，不妨在餐后适量食用这些天然酶类食物，让消化更顺畅，让肠胃更健康！

5 吃对食物，让胃不适不再成为困扰

俗话说“十人九胃”。由于生活不规律和饮食不健康，很多朋友或多或少都存在胃部的健康问题。

从胃炎、胃溃疡，到胃食管反流，这些胃部问题不仅影响消化功能，还可能对整体健康造成长期危害。然而，科学研究表明，合理的饮食调整可以有效改善胃部健康，某些天然食物甚至具备修复胃黏膜、减少胃酸刺激、杀菌抗炎等作用。

接下来，我们将介绍几种能够改善胃部健康的食物，让你通过饮食养护消化系统。

胃炎：南瓜温和养胃，保护胃黏膜

临床上，胃炎是最常见的胃部问题之一，可能由饮食不当、压力过大、细菌感染或长期服用刺激性药物（如非甾体抗炎药）引起。

胃炎的主要症状包括胃痛、恶心、胃胀、嗳气。如果胃炎长期得不到改

善，可能会演变为慢性胃病，导致胃黏膜持续受损，影响营养吸收，使身体处于慢性炎症状态，增加胃溃疡甚至胃癌的风险。

南瓜是一种温和、易消化的食物，富含可溶性膳食纤维，有助于在胃壁上形成一层保护膜，减少胃酸对胃黏膜的刺激，从而帮助胃部修复。此外，南瓜中的β-胡萝卜素在体内可以转换为维生素A，维生素A对于维持上皮组织的正常结构和功能具有重要作用，包括胃黏膜上皮。它可以促进胃黏膜细胞的生长和修复，增强胃黏膜的屏障功能，有助于缓解胃炎症状。

2007年2月，发表在《美国临床营养学杂志》上的一项针对82002名瑞典成年人的前瞻性列队研究就表明，摄入充足的维生素A/类胡萝卜素食物的人，其胃癌的发生风险将大大降低。

2008年，发表在《致癌作用》（*Carcinogenesis*）上的一项针对36745名日本成年人的前瞻性研究也表明，血浆中类胡萝卜素含量极低的人患胃癌的风险更高。

所以，如果你有胃炎，可以适当吃一些南瓜，或许会有意想不到的改善效果。而在日常生活中，南瓜的食用方法也很多样，既可以蒸煮，也可以搭配小米或燕麦煮粥，养胃又利于消化。

胃溃疡：圆白菜修复胃黏膜，促进愈合

胃溃疡通常是由于胃酸分泌过多、幽门螺杆菌感染、饮食不规律等原因，而导致胃黏膜受损，形成开放性溃疡。长期胃溃疡可能会引发胃出血、贫血，也会增加胃癌的发生风险，因此需要及时调理和治疗。天然食物中，对胃溃疡改善帮助最大的，可能就是圆白菜了。

圆白菜被称为“天然胃药”，因为它富含维生素U和维生素K，这两种成分能够促进胃黏膜修复，加速胃溃疡的愈合。此外，圆白菜中的抗氧化物质和硫代葡萄糖苷类化合物可以减少胃部炎症，降低胃酸对胃壁的伤害，并帮助胃部建立更强的防御屏障。

对于圆白菜改善胃溃疡等胃部疾病的研究由来已久。早在1949年，美国医学家加内特·切尼（Garnett Cheney）就曾做过一项研究，他让13名患有消化道溃疡（包括胃溃疡和十二指肠溃疡）的患者每天饮用新鲜圆白菜汁。结果显示，7名十二指肠溃疡患者的平均愈合时间仅为10.4天，6名胃溃疡患者接受圆白菜汁治疗的平均愈合时间为7.3天。

Garnett Cheney从圆白菜中提取了S-甲基甲硫氨酸，这种物质后来被称为“维生素U”。尽管“维生素U”这个名字听起来是维生素，但它并不属于必需维生素范畴，而是一种蛋氨酸衍生物。

随着现代医学的发展，越来越多的证据表明，圆白菜具有抗炎和改善胃溃疡的特性。2014年，发表在《医学与牙科科学期刊》（*Journal of Medical and Dental Sciences*）上的一份报告表明，圆白菜汁含有一些抗溃疡成分，可防止胃及十二指肠系统内壁进一步破裂。2022年，发表在《药理学前沿》上的一项研究明确了圆白菜的抗炎属性——含有花青素和硫代葡萄糖苷化合物。

在日常生活中，如果你也被胃溃疡所困扰，除了接受规范化治疗，也可以把圆白菜作为一种辅助改善方式。你可以尝试每天喝一杯新鲜圆白菜汁，也可以通过清炒或蒸煮的方式食用圆白菜。

胃食管反流：一种关键营养素可改善

胃食管反流是胃酸逆流至食管，引起烧心、反酸、喉咙灼热、胸闷不适等症状的常见胃部疾病。长期胃酸反流可能会损伤食管黏膜，甚至增加食管癌的风险。因此，调整饮食、减少胃酸分泌、保护食管黏膜是改善胃食管反流的关键。

患有胃食管反流的人首先应该避免咖啡、碳酸饮料、油炸食品、烟酒等，这些食物会引发食管括约肌松弛，延缓消化过程，使食物在胃中停留更长时间。特别是在睡前，更应该避免摄入这些食物。

同时，在饮食中摄入新鲜的蔬果是降低胃食管反流的有效方法之一。这是因为新鲜的蔬果中含有较为丰富的膳食纤维，膳食纤维可以增加肠道蠕动，促进排便，从而减少胃内食物的停留时间，降低胃内压力，减少胃酸反流的机会。

另外，膳食纤维可能通过在胃内形成一层保护膜起到屏障作用，减少胃酸对食管和胃黏膜的刺激。膳食纤维还能调节肠道微生物群的组成和功能，改善肠道屏障功能，减少炎症反应，进而减轻胃食管反流症状。

2024年3月，在美国胃肠病学会下属期刊《临床胃肠病学与肝病》（*Clinical Gastroenterology and Hepatology*）上发表的一项历时8年的前瞻性研究中，研究者记录了48868名年龄在42～62岁女性的饮食，并在调查期间报告了10674例胃食管反流症状的病例。最终，研究人员得出了结论：**膳食纤维或新鲜蔬果可将胃食管反流的发生风险降低约25%**，但谷物中的膳食纤维作用不明显。这可能是由于蔬果中的膳食纤维多是可溶性纤维，而谷物中的膳食纤维主要是不溶性纤维，纤维溶解性的差异可能导致其对胃食管反流的影响不同。

通过这项研究，对于受到胃食管反流困扰的朋友来说，不妨把新鲜蔬果增加到日常饮食中，让膳食纤维保护肠胃。

幽门螺杆菌感染：丁香和大蒜的天然抗菌作用

以前，医学界普遍认为压力、辛辣食物等是导致胃溃疡甚至是胃癌的主要原因。后来，澳大利亚医学家罗宾·沃伦和巴里·马歇尔发现胃黏膜中存在一种螺旋状细菌（后被证实为幽门螺杆菌），并通过自身实验，口服幽门螺杆菌培养液引发胃炎，证明了该细菌与胃部疾病的因果关系。

幽门螺杆菌的发现改变了人们对胃部疾病病因的认知，推动了胃溃疡等疾病治疗方式的变革——从传统的缓解症状治疗转向针对病因的抗生素治疗，大幅提高了治愈率。两人也因此获得了2005年诺贝尔生理学或医学奖。

幽门螺杆菌是一种革兰阴性菌，寄生于胃黏膜，并可能导致胃炎、胃溃疡，甚至胃癌。感染这种细菌后很难被免疫系统清除，通常需要较长周期的抗生素治疗。2024年6月，权威医学期刊《柳叶刀》上的一篇报告指出，根除幽门螺杆菌可以有效降低胃癌的发生。

报告还提到，幽门螺杆菌在全球范围内的感染率很高，在儿童和青少年中的感染率甚至达到35%。在未来十年，研究人员和临床医生应致力于减少甚至根除幽门螺杆菌，以预防消化性溃疡病和胃癌。但抗生素的耐药性依然是一个挑战。

那么，除了抗生素以外，有没有其他方式帮助我们抑制这种顽固的细菌呢？其实，在自然界当中，一些天然食物虽然无法代替药物治疗，但也能辅助抑制幽门螺杆菌，减少其对胃部的损害。其中最为常见的就是丁香和大蒜。

丁香富含丁香酚，这是一种天然的抗菌化合物，能够抑制幽门螺杆菌的生长，并减少胃部炎症。丁香还能促进胃液分泌，提高消化能力，减少胃部不适。

2023年3月，发表在《分子》（*Molecules*）上的一项研究中，研究人员从丁香花蕾中提取了高纯度的丁香酚精油，并利用它进行幽门螺杆菌的体外实验。研究人员采取了一种名为纸片扩散法的研究方法，结果显示，幽门螺杆菌对丁香酚精油呈现出敏感状态，抑菌圈范围在（10 ± 0.6）mm至（22 ± 0.4）mm。这一数据直观地表明了丁香酚精油具有抑制幽门螺杆菌生长的能力。

此外，研究人员还关注到幽门螺杆菌生物膜形成与抗生素耐药之间的关系，进而对丁香酚精油的抗生物膜活性展开研究（生物膜形成是导致抗生素耐药的主要原因）。结果显示，当丁香酚精油浓度为25μg/mL和50μg/mL时，对多种幽门螺杆菌菌株的生物膜形成具有显著抑制作用。

通过研究，丁香含有的丁香酚表现出抗炎、抑制幽门螺杆菌的活性，这些发现为解决幽门螺杆菌抗生素耐药问题提供了新的思路和方向。

除了丁香以外，我们都知道大蒜具有杀菌的功效，这是由于大蒜含有大蒜素，它是一种强效的天然抗菌剂，能够杀死部分细菌，并具有抗炎和免疫调节作用，帮助修复受损的黏膜。那么大蒜是否对幽门螺杆菌也有抑制作用呢？

2000年5月，发表在《应用与环境微生物学》（*Applied and Environmental Microbiology*）上的一项研究，英国的研究团队测定了大蒜粉、大蒜油及其主要成分对幽门螺杆菌活性的影响。

结果表明，大蒜粉和大蒜油及其主要成分二烯丙基硫化物均对幽门螺杆菌有显著但不同的活性。特别是大蒜油，它抗幽门螺杆菌效力比大蒜粉高8 ~ 62倍；而二烯丙基硫化物的抗菌活性随硫原子数量增加而增强，大蒜素（除二烯丙基四硫化物外）比其他二烯丙基硫化物抑制作用更强。

大蒜不仅表现出对幽门螺杆菌有积极的抑制作用，而且它的消炎抗菌属性还让其成为预防胃癌有效的天然食物之一。2018年，北京肿瘤医院的研究人员在对18项研究（涉及142921名受试者）的荟萃分析表明，大蒜摄入量高（最高类别与最低类别相比）与胃癌风险降低相关。

所以，幽门螺杆菌感染人群可以在日常饮食中添加丁香和大蒜以辅助抗菌。

改善消化功能食谱

泡菜豆腐汤

材料 泡菜100克，豆腐1块，五花肉、洋葱各50克。

调料 姜丝、蒜末、生抽各适量。

做法
1. 泡菜切块；豆腐洗净，切块；五花肉洗净，切片；洋葱洗净，去皮，切丝。
2. 锅中倒入油烧热，放入五花肉片煸炒出油，盛出备用。
3. 锅中留底油，放入姜丝、蒜末爆香，加入洋葱丝翻炒至软，加入泡菜块翻炒出香味，放入生抽。
4. 加适量清水，大火烧开后放入豆腐块和炒好的五花肉片，转小火煮10分钟即可。

食愈功效 泡菜中的益生菌可调节肠道，豆腐富含优质蛋白且易消化，洋葱有助于促进胃肠蠕动。

南瓜小米粥

材料 南瓜100克，小米50克。

做法
1. 小米洗净；南瓜洗净，去皮除子，切块。
2. 锅中加适量清水，放入小米，大火烧开后转小火煮10分钟。
3. 加入南瓜块，继续煮30分钟至南瓜软烂、小米开花即可。

食愈功效 南瓜富含果胶，有助于保护胃黏膜免受刺激，促进溃疡愈合；小米易于消化，对脾胃虚弱者有益。

青椒炒肉丝

材料 柿子椒（即青椒）2个，猪里脊肉100克。

调料 姜丝、葱丝、盐、生抽、料酒、淀粉各适量。

做法
1. 柿子椒洗净，去蒂除子，切丝；猪里脊肉洗净，切丝，加生抽、料酒、淀粉腌制10分钟。
2. 锅中倒油烧热，放入姜丝、葱丝爆香，加入肉丝翻炒至变色，放入柿子椒丝翻炒至断生，加盐调味即可。

食愈功效 柿子椒中的叶绿素和膳食纤维能促进肠道健康。

韭菜盒子

材料 韭菜、面粉各150克，鸡蛋2个。

调料 盐、姜末、香油各适量。

做法
1. 韭菜洗净切末；鸡蛋炒熟后弄碎。
2. 将韭菜末和鸡蛋碎放入碗中，加入盐、姜末、香油，搅拌均匀成馅料。
3. 面粉加适量温水，揉成光滑面团，静置30分钟。面团分成小块，擀成圆形面皮。
4. 取适量馅料放在面皮上，对折后捏紧边缘，制成韭菜盒子生坯。
5. 平底锅刷一层薄油，放入韭菜盒子生坯，小火煎至两面金黄即可。

食愈功效 韭菜富含膳食纤维，能促进肠道蠕动，并含有对益生菌有益的益生元。

味噌炒时蔬

材料 西蓝花100克，水发木耳、胡萝卜各50克。

调料 味噌25克，蒜末、盐各适量。

做法
1. 西蓝花洗净，掰成小朵，焯水；木耳洗净，撕小朵；胡萝卜洗净，去皮切片。
2. 锅中倒入油烧热，放入蒜末爆香，加入胡萝卜片翻炒至变软，放入西蓝花和木耳继续翻炒。
3. 把味噌放入碗中，加少量水调开，倒入锅中，翻炒均匀，加盐调味即可。

食愈功效 味噌富含益生菌，有助于消化；西蓝花、胡萝卜和木耳均富含膳食纤维，能促进肠道蠕动，清理肠道垃圾。多种蔬菜搭配，营养丰富，为肠道健康提供全面支持。

蒜蓉西蓝花

材料 西蓝花300克，蒜末30克。

调料 盐、生抽各适量。

做法 1. 西蓝花洗净，掰成小朵，放入淡盐水中浸泡10分钟，捞出，洗净。
2. 锅中烧适量清水，水开后加入少量盐和几滴油，放入西蓝花焯2分钟至断生，捞出过凉，沥干水分。
3. 锅中倒入油烧热，放入蒜末煸出香味，放入西蓝花快速炒匀，加入生抽、盐，翻炒均匀即可。

食愈功效 大蒜中的大蒜素具有抗菌消炎作用，能抑制肠道内有害菌的滋生，调节肠道菌群环境；西蓝花富含膳食纤维，可促进肠道蠕动，预防便秘。

清炒圆白菜

材料 圆白菜300克。

调料 蒜片、盐各少许。

做法 1. 圆白菜洗净，撕成片。
2. 锅中倒入油烧热，煸香蒜片，加入圆白菜，大火快炒至断生，加盐调味即可。

食愈功效 圆白菜中的维生素U能够直接作用于胃黏膜，促进受损黏膜细胞的修复与再生，增强胃黏膜的屏障功能。

木瓜炒虾仁

材料 木瓜150克，虾仁100克，彩椒50克。

调料 蒜末、盐、料酒、淀粉各适量。

做法 1. 木瓜去皮除子，切小块；虾仁洗净，加料酒、淀粉腌制10分钟；彩椒洗净，去蒂及子，切块。
2. 锅中倒入油烧热，放入蒜末爆香，加入虾仁翻炒至变色，加入彩椒块、木瓜块翻炒均匀，加盐调味即可。

食愈功效 木瓜中的木瓜蛋白酶帮助消化蛋白质；彩椒富含维生素和膳食纤维，能促进肠道蠕动。

燕麦南瓜饼

材料 原味燕麦片50克，南瓜150克，鸡蛋1个，面粉30克。

做法 1. 南瓜洗净，去皮除子，蒸熟，压成泥。

2. 将燕麦片、面粉、鸡蛋加入南瓜泥中，搅拌均匀成面糊。

3. 平底锅刷一层薄油，取适量面糊放入锅中，摊成圆形饼状，小火煎至两面金黄即可。

食愈功效 燕麦富含膳食纤维，可促进肠道蠕动；南瓜富含维生素C和胡萝卜素，有助于保护胃黏膜。

菠菜豆腐羹

材料 菠菜150克，鸡蛋1个，豆腐1块。

调料 盐、香油、水淀粉各适量。

做法 1. 菠菜洗净，焯水后捞出，切段；豆腐洗净，切块。

2. 锅中加适量清水，放入豆腐块，大火烧开后转小火煮5分钟。

3. 鸡蛋打入碗中搅拌均匀，缓慢倒入锅中，搅拌成蛋花。

4. 放入菠菜段，用水淀粉勾芡，煮至汤汁浓稠，加入盐、香油即可。

食愈功效 菠菜的膳食纤维可促进肠道蠕动；豆腐富含优质蛋白，制成羹状更适合消化功能较弱者。

番茄土豆圆白菜汤

材料 番茄、土豆各1个，圆白菜半个。

调料 胡椒粉、盐各适量。

做法 1. 土豆洗净，去皮切片；番茄和圆白菜洗净，切小块。

2. 锅中倒油烧热，放入土豆片、番茄块，加足量清水，大火烧开后转中火煮至土豆软烂，加入圆白菜块稍煮至熟，加胡椒粉、盐调味即可。

食愈功效 番茄富含有机酸与维生素C，有助于提升消化能力并增强胃黏膜屏障功能；土豆中的膳食纤维可促进肠道蠕动；圆白菜中的低聚糖可作为益生元，促进有益菌增殖，维持肠道菌群平衡。

香蕉燕麦煎饼

材料 鸡蛋1个，香蕉1根，原味燕麦片、面粉各50克。

做法 1. 香蕉去皮，用勺子压成泥。

2. 将燕麦片、面粉、鸡蛋加入香蕉泥中，搅拌均匀成面糊。

3. 平底锅刷一层薄油，倒入适量面糊，摊成圆形饼状，小火煎至两面金黄即可。

食愈功效 香蕉和燕麦片富含膳食纤维，有助于消化。

凉拌泡菜

材料 泡菜100克，黄瓜1根，胡萝卜50克，白芝麻少许。

调料 香油、生抽、醋、白糖各适量。

做法

1. 泡菜切丝；黄瓜洗净，切丝；胡萝卜洗净，去皮切丝。
2. 将泡菜丝、黄瓜丝、胡萝卜丝放入碗中。
3. 在另一碗中加入白芝麻、香油、生抽、醋、白糖，搅拌均匀制成料汁。
4. 将调好的料汁倒入蔬菜中，搅拌均匀即可。

食愈功效 泡菜中富含的益生菌助力消化；胡萝卜富含胡萝卜素，有助于维护胃黏膜健康；黄瓜可为身体补充水分。三者搭配清爽可口，利于消化吸收。

菠萝沙拉

材料 净菠萝100克，生菜、黄瓜、番茄各50克，酸奶1杯。

做法

1. 菠萝切块；生菜洗净，撕成小块；黄瓜洗净，切片；番茄洗净，切块。
2. 将生菜块、黄瓜片、番茄块、菠萝块放入碗中，加入酸奶，搅拌均匀即可。

食愈功效 菠萝中的菠萝蛋白酶促进消化；生菜、番茄富含膳食纤维和维生素，能促进肠道蠕动，有助于消化吸收。

木瓜燕麦奶香粥

材料 牛奶150毫升，木瓜100克，原味燕麦片50克。

做法

1. 木瓜去皮除子，切小块。
2. 锅中加适量清水，放入燕麦片，大火烧开后转小火煮10分钟。
3. 倒入牛奶和木瓜块，继续煮5分钟即可。

食愈功效 木瓜中的木瓜蛋白酶助力消化；燕麦富含膳食纤维，能促进肠道蠕动，吸附肠道内的有害物质；牛奶对肠道有滋润作用。此粥营养丰富，易于消化吸收。

洋葱拌木耳

材料 洋葱、水发木耳各100克。

调料 蒜末、盐、生抽、醋、香油、香菜段各适量。

做法 1. 洋葱洗净，去皮，切丝；木耳撕成小朵，焯水备用。

2. 将洋葱丝、木耳放入碗中，加入蒜末、盐、生抽、醋、香油、香菜段，搅拌均匀即可。

食愈功效 洋葱中的有益成分可调节肠道菌群；木耳含有膳食纤维，可促进肠道蠕动，清理肠道垃圾。凉拌的做法保留食材营养，清爽可口，有助于消化吸收。

黄瓜魔芋

材料 魔芋块200克，黄瓜100克，鸡蛋1个。

调料 醋、盐、酱油、香油各少许。

做法 1. 魔芋块洗净，切丁，放入开水中焯一下，捞出备用；鸡蛋煮熟，去壳，切丁；黄瓜洗净，切丁。

2. 魔芋丁、黄瓜丁、鸡蛋丁放碗中，加入醋、盐、酱油、香油拌匀即可。

食愈功效 魔芋富含膳食纤维，可促进肠道蠕动；黄瓜清爽可口，有助于消化吸收。

金针牛肉

材料 金针菇200克，牛里脊300克，彩椒20克。

调料 葱丝、姜丝各10克适量，料酒、酱油各5克，香油、盐各少许。

做法 1. 金针菇去蒂洗净；牛里脊洗净，切薄片，用料酒、酱油略腌；彩椒洗净，去蒂及子，切丝；酱油、盐、香油倒入小碗内，调成味汁。

2. 锅内水烧开，把金针菇和牛肉片焯熟，盛出，控水。

3. 锅内放少许油烧热，爆香葱丝、姜丝，下入金针菇、牛肉片，倒入味汁翻炒入味，装饰彩椒丝即可。

食愈功效 牛里脊富含优质蛋白、铁、锌；金针菇、彩椒富含膳食纤维。三者搭配有助于补充体力，调节肠道菌群。

豆渣饼

材料 黄豆渣50克，玉米面80克，韭菜40克，鸡蛋1个。

调料 盐1克，香油2克。

做法 1. 韭菜洗净，切碎；黄豆渣、玉米面混合均匀，磕入鸡蛋，加入韭菜碎，调入盐和香油搅匀，团成团，压成小饼状。

2. 平底锅中倒少许油烧热，放入小饼，小火烙至两面金黄即可。

食愈功效 豆渣饼富含钙、优质蛋白、膳食纤维；韭菜富含膳食纤维、维生素C。豆渣饼有助于预防便秘、增加饱腹感。

茼蒿双笋

材料 茼蒿300克，玉米笋、鲜笋各50克，熟芝麻少许。

调料 姜丝、蒜末各5克，盐少许。

做法 1. 茼蒿择洗净，切段；鲜笋去皮，洗净，切丝；玉米笋切丝。上述食材分别焯水断生，捞出沥干备用。

2. 锅中油烧热，放入姜丝、蒜末炒香，下入茼蒿段、玉米笋丝、鲜笋丝翻炒至熟，加盐炒匀，撒上熟芝麻即可。

食愈功效 茼蒿、鲜笋、玉米笋均富含膳食纤维，有助于促进肠道蠕动，预防便秘。

Part 5

让血管和心脑保持年轻的秘诀

1

血管越年轻，生命越有保障

你知道吗？人体的血管（包括动脉、静脉和毛细血管）总长度超过10万千米，相当于绕地球两圈半。它们就像一张庞大的高速公路网，将血液输送到全身，为大脑、心脏、肝脏、肾脏、肌肉等各器官组织提供充足的氧气和营养。然而，如果血管变硬、堵塞，甚至发生破裂，就会像公路瘫痪一样，导致严重的健康危机。

心血管疾病是全球第一大致死因素，根据世界卫生组织（WHO）的官方统计数据，每年因心脏病和脑卒中死亡的人数约有1800万，约占全球死亡人数的32%。其中，动脉硬化是导致这些疾病的主要原因。所以，保持血管年轻、富有弹性，是维持心脑健康、延长寿命的关键。

为什么血管的健康如此重要

血管的健康程度直接决定了全身的供氧能力、营养输送效率和代谢废物的排出情况，从而影响心脏、大脑、肾脏、肌肉等重要器官组织的功能。如果血管保持年轻、弹性充足，血液流动顺畅，身体的各项功能都会保持在最佳状态。

然而，一旦血管硬化、狭窄或堵塞，就可能导致高血压、冠心病、脑卒中等严重疾病，影响人们的生活质量，甚至缩短寿命。拥有年轻、富有弹性的血管，意味着以下几个健康优势。

血流通畅，大脑供氧充足，思维敏捷

健康的血管能够高效输送氧气和营养到大脑，让神经元保持活跃，确

保大脑功能的稳定运转。相反，如果血管逐渐老化，血流不畅，大脑供氧不足，可能会导致记忆力下降、注意力不集中、思维迟钝，甚至增加阿尔茨海默病（老年痴呆）的风险。因此，血管越年轻，大脑越清晰，思维能力也越强。

心脏负担小，血液循环顺畅，高血压和冠心病风险小

心脏是人体的“发动机”，需要通过血管不断地将血液泵送到全身。如果血管弹性良好，血流阻力小，心脏就能轻松泵血，不会承受过大的压力，从而降低患高血压、动脉硬化和冠心病的风险。相反，如果血管变硬、狭窄，心脏需要更用力地泵血，长此以往容易导致高血压，甚至心力衰竭。

降低脑卒中风险，避免因血管堵塞或破裂引发梗死或出血

脑卒中是全球第二大致死原因，其中最常见的是缺血性脑卒中（脑梗死），即因血管堵塞导致大脑某部分供血中断。如果血管保持年轻、畅通，就能有效避免斑块堆积，降低血栓形成的风险，减少脑卒中的发生概率。此外，血管富有弹性还能够降低出血性脑卒中（脑出血）的风险，因为硬化的血管更容易破裂，导致突发性脑出血。

延缓衰老，减少慢性病风险，让身体更有活力

血管老化不仅影响心脑健康，还会加速全身衰老，引发糖尿病、肾病、视力下降、皮肤衰老等一系列健康问题。当血管年轻，血液循环顺畅，细胞能获得足够的氧气和营养，代谢废物能及时排出，身体各个器官都能维持良好的运作状态，衰老速度自然减缓。

此外，健康的血管还能有效控制血糖代谢，降低2型糖尿病的发生风险，从而减少糖尿病引发的并发症，如视网膜病变、糖尿病足和糖尿病肾病。

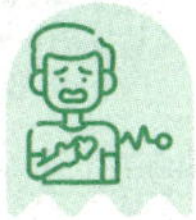

你的血管“老”了吗

许多人以为血管问题只有在突发心脏病或脑卒中时才会被发现，但事实上，血管老化早已有征兆，只是容易被忽视。如果你在日常生活中出现以下症状，就需要警惕血管是否已经开始衰老，并应及时调整生活方式，以防止更严重的心脑血管疾病的发生。

经常头晕、头痛：血管弹性下降，大脑供血不足

如果你经常感到头晕，甚至在站立、蹲起时特别明显，或者容易出现不明原因的头痛，可能说明你的血管已经失去弹性，供血能力下降。当血管变窄、变硬，血液流动受阻，大脑无法获得足够的血液、氧气和营养时，就会出现头晕、头痛，甚至短暂性脑缺血发作（TIA），增加脑卒中风险。

手脚冰冷、麻木：血液循环不畅，四肢供血不足

血管健康影响全身的血液循环，尤其是四肢末端的供血。如果血管弹性下降，血流变慢，你可能会感到手脚经常冰冷，即使在温暖环境下也很难暖和过来。此外，血管狭窄还可能影响神经末梢的供血，导致手脚发麻、刺痛，甚至握力下降。这些都是微循环受损的表现，表明血管已经开始老化，供血能力下降。

胸闷、心悸：血管狭窄，心脏供血受限

心脏是全身血液循环的“发动机”，而血管就是输送养分的“管道”。如果血管狭窄、动脉硬化加剧，心脏供血不足，就可能出现胸闷、心悸、气短等症状，特别是在运动或情绪激动时更明显。严重时，可能会出现心绞痛，甚至心肌梗死。如果你经常在爬楼梯、快走或情绪激动时感到胸闷不适，就需要警惕血管是否已经出现问题。

腿部水肿、静脉曲张：下肢血液回流受阻，血管壁受损

下肢的静脉血管负责将血液从腿部回流至心脏，但如果静脉血管壁弹性下降，静脉瓣膜功能受损，血液回流受阻，就容易导致腿部水肿、静脉曲张。你可能会发现小腿和脚踝在长时间站立后容易肿胀，甚至出现酸胀感，有些人还会看到小腿血管突出，呈现弯曲的紫色或蓝色，这都是血管老化的表现。如果长期不注意，还可能导致深静脉血栓，威胁生命安全。

记忆力下降、注意力不集中：脑供氧不足，可能是血管老化的信号

大脑是血液供应最优先的器官之一，但当血管老化、血液循环不畅时，大脑的供氧量就会减少，影响神经元的正常运作。你可能会发现自己越来越容易忘事、注意力难以集中，甚至经常感到思维迟钝、反应变慢。这些症状不仅会影响生活质量，还可能是脑供血不足、脑动脉硬化的早期信号。如果不及时调整生活方式，长期供血不足可能会增加阿尔茨海默病和脑卒中的发生风险。

如果你已经出现上述症状，说明血管健康已经受到影响，心脑血管疾病的风险已经显著增加，必须引起重视。

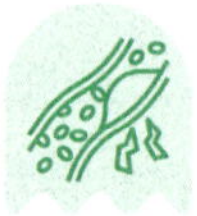

是什么加速了血管老化

很多人在年轻时，血管柔软且富有弹性，能够随心脏搏动灵活扩张和收缩，确保血液顺畅地流经全身各个器官，为心脏、大脑、肝肾等提供充足的氧气和营养。然而，随着年龄的增长以及不良生活习惯的累积，血管会逐渐老化、变硬、变窄，甚至被脂质斑块堵塞，从而影响血液循环，增加心脏病、高血压、脑卒中等疾病的发生风险。

高血脂：血管堵塞的“元凶”

长期摄入过量的饱和脂肪酸、反式脂肪酸（如油炸食品、加工食品），会

导致血液中的“坏胆固醇”（即低密度脂蛋白胆固醇，LDL-C）升高。这些“坏胆固醇”会逐渐沉积在血管壁上，形成动脉粥样硬化斑块，使血管变窄，血流受阻，最终可能导致高血压、心脏病、脑卒中等严重后果。

2023年，由美国约翰斯·霍普金斯大学医学院等机构发表在《循环》上的一项研究表明，过高的LDL-C水平是动脉粥样硬化性心血管疾病的重要致病风险，并且LDL-C水平与未来可能发生的心肌梗死事件密切相关。

此外，血脂异常还会让血液变得黏稠，增加血栓形成的可能，血栓一旦堵塞心脏冠状动脉，就会引发心肌梗死（心脏病发作）；如果堵塞脑血管，就可能引发脑梗死。

高血压：让血管变脆、容易破裂

高血压是血管健康的“沉默杀手”，长期高血压会持续对血管壁施加压力，使其变硬、变脆，失去弹性。当血管不再具备弹性，就更容易发生破裂，导致出血性脑卒中的发生。此外，高血压还会加速动脉硬化，增加冠心病、心力衰竭的风险。

2014年5月，发表在《柳叶刀》上的一项针对125万人的跟踪统计表明，高血压患者一生中患心血管疾病的风险高于没有高血压的人（63% vs 46%），并且平均而言，他们患心血管疾病的时间比没有高血压的人早5年。发表在《柳叶刀》上的另一项统计显示，全球约54%的脑卒中和47%的缺血性心脏病归因于高血压。

除了心脏病和脑卒中以外，高血压还会威胁眼睛及肾脏的健康。在临床上，长期高血压会增加视网膜病变和肾衰竭的发生风险，而这也和高血压对血管的伤害有关。

高血糖：糖分是血管的“隐形杀手”

你是否曾想过，过量摄入糖分不仅会导致肥胖，还会损害血管健康？高糖饮食会导致血糖长期升高，损伤血管内皮细胞，促进炎症反应，增加动脉硬化的风险。这也是为什么糖尿病患者发生心血管疾病的概率远高于普通人。

2023年2月，发表在《BMC医学》（*BMC Medicine*）上的一项研究中，英国牛津大学的研究人员分析了英国生物样本库中至少完成过两次饮食评估的110497个个体的数据。研究者对这些个体进行了约9.4年的追踪，在此期间有4188人罹患心脑血管疾病（包括心脏病和脑卒中）。

研究者发现，总碳水化合物摄入与心血管疾病结果似乎没有相关性。但将碳水化合物的类型和来源进行区分后，发现**从食物中摄入的游离糖越多，相关的心血管疾病风险越高**。

> 游离糖：通常是指由生产商、厨师或消费者在食品中添加的单糖和双糖，以及天然存在于糖浆、果汁和浓缩果汁中的糖分。特别是添加糖，如蔗糖、葡萄糖、果糖、玉米糖浆、高果糖玉米糖浆等，常被用于加工食品中，以增加甜味。糖果、饼干、饮料、糕点等食品中添加的糖都属于游离糖。

说到这里，可能会有人认为水果和蔬菜中也有糖，是不是也会增加心血管疾病的风险呢？来自美国哈佛大学医学院及哈佛大学陈曾熙公共卫生学院的科研团队给出了答案。

在一项前瞻性队列研究中，研究人员跟踪了76815名女性（随访区间：1980—2020年）和38878名男性（随访区间：1986—2016年），每2～4年通过半定量食物频率问卷调查一次糖和碳水化合物的摄入量。在长达40年的随访中，共记录了9683例冠心病事件。

研究发现，通过果汁和添加糖的食品摄入的添加糖、总葡萄糖当量、果糖均与冠心病风险增加有关，而从蔬菜或水果中摄入的总果糖当量与果糖与冠心病风险增加无关。

添加糖与总糖量摄入越多，冠心病风险越高，冠心病风险分别增加8%、16%，来自果汁与添加糖的总果糖当量使冠心病风险增加12%。这项研究发表在2023年10月的《美国临床营养学杂志》上。

通过这项研究，我们可以看到，**蔬果中的糖分并不会显著增加冠心病等**

心血管疾病的风险，但添加糖的食品和果汁则不同，过多摄入对心血管健康不利。

值得警惕的是，虽然果汁中含有一些维生素和矿物质等营养成分，但其中的糖分属于游离糖。即使是100%纯果汁，在榨汁过程中，水果中的糖分被释放出来，成为了游离糖。浓缩果汁中由于水分被去除，糖分含量更高。

久坐不动：血液循环变差，血管失去弹性

长期久坐、缺乏运动，会导致血液循环不畅，血管失去弹性，甚至加速血栓形成。运动不足的人更容易出现高血压、血脂异常、糖尿病，这些因素共同作用，会让血管提前老化。

2025年2月，在《美国心脏病学会杂志》（*JACC*）上发表了一项值得我们警惕的研究报告，在这份研究报告中，来自美国麻省理工学院和哈佛大学博德研究所的研究人员从英国生物样本库中纳入近9万名成年人（平均年龄62岁，56.4%为女性）作为试验对象，并让受试者佩戴1周的加速度计来收集数据，分析久坐时间与心血管疾病风险的关系。

结果表明，每天久坐超过10.6小时，心衰和心血管死亡风险显著增加。与每天久坐时间为8.2～9.4小时的人相比，每天久坐时间超过10.6小时的人，心衰和心血管死亡风险分别增加45%和62%。

由此可见，如果我们想要保持血管年轻，每天至少运动30分钟，比如快走、游泳、骑自行车、瑜伽等，能有效增强血管弹性，有助于降低血压和血脂。

吸烟酗酒：血管老化的“加速器”

除了久坐不动以外，吸烟酗酒这样的生活习惯，也在暗中伤害我们的血管健康。比如吸烟，它不仅影响肺部健康，还会对血管造成严重破坏。香烟中的尼古丁、一氧化碳、焦油和自由基等有害物质，会直接影响血管的结构和功能，长期吸烟者的血管老化速度远快于非吸烟者。

尼古丁会刺激交感神经系统，使血管剧烈收缩，导致血压急剧升高。长期如此，血管壁承受的压力增加，弹性下降，更容易硬化和破裂，最终诱发高血

压、冠心病和脑卒中。

此外，吸烟还会破坏血管内皮细胞，使血管壁变得粗糙、脆弱，为胆固醇和脂肪沉积创造条件，加速动脉粥样硬化。随着时间的推移，血管狭窄、堵塞的风险大幅度上升，进而增加心肌梗死和脑梗死的发生概率。

香烟中的一氧化碳会与血红蛋白结合，降低血液的携氧能力，使心脏供氧不足，进一步加剧心血管系统的负担。此外，吸烟还会升高血液黏稠度，促进血小板聚集，增加血栓形成的风险。如果血栓堵塞心脏血管，可能会导致心肌梗死；如果血栓堵塞脑血管，则可能引发缺血性脑卒中。

大量研究数据表明，吸烟者罹患心血管疾病的风险比非吸烟者要高出很多。2019年7月，发表在《BMC医学》上的一项大型前瞻性研究，澳大利亚国立大学的研究人员对本土188167名年龄44岁以上，且无心血管疾病和癌症的个体进行了平均7年的随访。

在随访期间，共发生了27511例致命和非致命的主要心血管疾病事件，这些事件包括急性心肌梗死、脑血管病、心力衰竭和外周动脉疾病等。研究人员得出结论：**吸烟几乎会增加所有类型心脑血管疾病的风险，至少会使许多疾病的风险增加1倍。吸烟量越大，风险越高。而如果能在45岁之前戒烟，则可以在很大程度上避免额外的风险。**

虽然说喝酒并不像吸烟危害那么大，而且很多研究表明适量饮酒对健康存在一定的益处。但是对于长期大量饮酒者，甚至是过量饮酒者来说，同样需要警惕饮酒导致血管的加速老化。

一方面，酒精进入人体后，会被肝脏中的乙醇脱氢酶代谢为乙醛，乙醛具有很强的毒性，会对血管内皮细胞造成直接损伤。血管内皮细胞是血管内壁的一层细胞，它的完整性对于维持血管的正常功能至关重要。一旦内皮细胞受损，血管壁就会变得不光滑，容易导致血小板聚集和脂质沉积，进而加速动脉粥样硬化的形成，使血管失去弹性，出现老化现象。

另一方面，过量饮酒还会引发炎症反应。炎症反应会导致血管壁出现炎症细胞浸润，释放多种炎症介质。这些炎症介质会进一步损伤血管内皮细胞，促进动脉粥样硬化斑块的形成和发展，加快血管老化进程。

饮酒对血管老化的影响甚至危及年轻人。例如，在2021年欧洲心脏病学会年度大会上，一项针对1655名17～24岁年轻人的研究报告就表明，从17岁到24岁，动脉硬化度平均增加10.3%（女性增幅略大于男性），而酒精摄入量与动脉硬化度成正相关。这说明，饮酒与加速动脉硬化有关，饮酒越多，动脉硬化度越严重。

如果说年轻人的血管都会受到酒精的影响而加速老化，那么本来就已经进入中年甚至是老年阶段的人，大量饮酒对心血管的伤害就更为严重了，因为年龄越大，血管的状态会越差。

当然，尽管心血管的衰老是无法避免的，但我们可以通过健康的生活方式来延缓这一过程。调整饮食、规律运动、控制血压血脂、戒烟限酒，都有助于让血管保持年轻、富有弹性，从而降低心血管疾病的发生风险，延长健康寿命。

2

红色食物的力量，血管健康的守护者

在中医学里，红色被认为是和心有关的颜色。例如，在《黄帝内经·灵枢·五色》中就提出了“五色养五脏”的理论，依照中医五行理论，心属火，对应红色。而《素问·金匮真言论》中也有记载“南方赤色，入通于心”，阐述了赤色与心相通的理论。所以自古以来，就有红色食物养心的说法。当然，中医所说的“心”指的并不是心脏，我们可以理解为人体的整个心脑血管系统。

而现代医学研究也证明了中医的说法，经常食用某些红色食物的人，心血管疾病风险更低，血管弹性更好，血液流动更顺畅。那么，究竟哪些红色食物对心血管健康有益？它们的作用原理是什么？接下来，让我们一起来探究红色食物的力量。

番茄：富含番茄红素，降低血压和血脂

番茄是一种受人欢迎的红色蔬果，而其含有的番茄红素不仅抗炎，对心血管健康也具有积极作用。经常食用番茄，番茄红素会从以下几个方面来维护血管的健康。

首先，番茄红素的抗炎属性具有保护血管的功效。慢性炎症会促使炎症因子增多，加速血管内皮损伤，使血管变硬、变窄。我们在抗炎食物的那一部分已经讲过，番茄红素具有非常出色的抗炎作用，它有助于减少炎症因子的释放，并通过增强谷胱甘肽等抗氧化物质的水平，减少炎症诱导的细胞损伤。

其次，番茄红素还可以减少氧化应激，防止LDL-C氧化。LDL-C一旦被氧化，就会沉积在血管壁上，形成斑块，增加动脉硬化的发生风险。番茄红素能够抑制LDL-C的氧化过程，减少血管损伤，降低动脉阻塞的可能性。

最后，番茄红素还能降低血压，改善血管弹性。这是因为番茄红素具有轻微扩张血管的作用，能够促进一氧化氮（NO）的合成，帮助血管扩张，从而降低血压。这对高血压人群来说是个好消息。

对于番茄红素降压、降脂的效果，日本东京医科齿科大学做过一项研究。在这项研究中，研究者招募了481名居住在日本栗山町的居民，在1年的时间里，研究者尽可能多地每日为他们提供无盐番茄汁，并在研究前后对参与者进行了心血管风险标志物筛查。

研究结束后，其中94名未经治疗的高血压前期或高血压患者的血压显著下降，125名高胆固醇血症参与者的LDL-C水平也有所下降。

这项研究由此得出了明确结论：**在不改变生活方式的前提下，摄入富含番茄红素的食物，可以降低血压和血脂，有助于心脑血管疾病的预防。**这项研究发表在2019年5月的《食品科学与营养》上。

2022年11月，发表在《营养素》上的一项研究也证明了摄入番茄可以预防

高血压。在这项研究中，中山大学的研究团队对11460名无高血压的成年人进行了随访研究（1997—2015年），发现与不摄入番茄的人群相比，摄入较多番茄的人群其高血压发病风险显著降低。在调整各类饮食与非饮食风险因素后，最高摄入量组的新发高血压风险降幅可达58%。

既然番茄对心血管健康有益，那么怎样吃更科学呢？事实上，熟吃番茄更有利于人体对番茄红素的吸收，加热后可以使番茄红素的释放量增加，如番茄汤、番茄炒鸡蛋等。此外，由于番茄红素是脂溶性的，如果搭配健康脂肪（如橄榄油、坚果）一起吃，还能进一步提高番茄红素的吸收率。

红葡萄：花青素和白藜芦醇，增强血管弹性

红葡萄不仅是一种美味的水果，还是一种对血管健康极为有利的食物。这是因为红葡萄的果肉及其皮中富含花青素和白藜芦醇，这两种强效抗氧化剂不仅可以降低身体的炎症反应，还能够改善血液循环、增强血管弹性。

花青素可谓是血管的“天然保护伞”，这是一种强效的抗氧化剂，能够保护血管内皮细胞、防止自由基损伤，减少动脉硬化的风险。此外，花青素还能增强毛细血管的强度与弹性，减少血管壁渗漏和微小血栓的形成，这对预防脑卒中和静脉曲张有积极作用。

红葡萄中还含有一种名为白藜芦醇的天然多酚类物质，它也具有强大的抗氧化能力，能够清除体内自由基，减少氧化应激损伤，抑制血栓形成，延缓血管衰老。而且白藜芦醇还被认为是“抗衰老分子”，发表在《自然》上的一项研究指出，白藜芦醇可能通过激活长寿基因（SIRT1）调节细胞代谢等机制，延缓细胞衰老，延长寿命。

曾发表在权威医学期刊《柳叶刀》上的一篇文章指出，在大多数国家，饱和脂肪酸（包括动物脂肪、油炸食品、加工食品等）的高摄入量与冠心病的高死亡率成正相关。法国的情况却存在悖论：尽管法国人的饮食中饱和脂肪酸摄入量也很高，但其冠心病的死亡率相对较低。

为什么会出现这样的情况呢？这一悖论可能部分归因于葡萄酒的高消费量。流行病学研究表明，按照法国人的葡萄酒摄入水平（每天20～30g），可使冠心病风险至少降低40%。

当然，我们不能因为这份报告而增加酒精的摄入。不过，从另一个角度来看，在日常饮食中适当增加红葡萄的摄入，会起到增强血管弹性、预防心脑血管疾病的效果。

有句俏皮话叫“吃葡萄不吐葡萄皮”，这句话是有道理的。新鲜的红葡萄连皮吃，可以使摄入的花青素和白藜芦醇的含量达到更高水平。适量饮用红酒（每日不超过150mL）可以为人体补充花青素和白藜芦醇，但不建议过量饮用。特别需要注意的是，有肝脏疾病的人不宜饮酒，禁酒对其身体更有益。

红石榴：抗氧化+改善血流，减少血管斑块形成

红石榴是一种历史悠久的水果，原产于巴尔干半岛至伊朗及其邻近地区。据史书记载，张骞出使西域时，将石榴种子带回中国。

红石榴不仅色彩鲜艳、味道甜美，根据现代科学研究表明，红石榴更是心血管健康的“天然护盾”。这是因为红石榴中富含鞣花酸、花青素等多酚类物质，这些强效抗氧化成分能够减少炎症、改善血流、降低血管内的氧化应激，减少动脉硬化的风险。

长期摄入红石榴及其提取物，被证实对预防心脑血管疾病、减少血管斑块形成有显著作用。发表在《临床营养学》上的一项研究发现，每天饮用50mL红石榴汁的患者，其动脉粥样硬化斑块在1年内减少了35%，而未摄入红石榴汁的对照组，动脉斑块却增加了9%。

除了抗氧化和促进血流以外，红石榴还具有降低血压的功效。2018年，伊朗德黑兰医科大学的研究人员进行了一项随机单盲试验，他们招募了60位2型糖尿病患者，分为两组，其中治疗组每天饮用200mL石榴汁，为期6周，而对

照组不接受任何干预。

6周后，研究人员发现，治疗组的收缩压和舒张压都有显著下降[分别下降约（13.5±1.5）mmHg和（7.7±1.6）mmHg]，而对照组则没有改变。这表明石榴汁中的多酚类物质可能具有降压作用，对心血管有保护作用。除此之外，研究人员还发现治疗组的血脂水平在试验后也有所下降。也就是说，石榴汁不仅可以降压，还能帮助我们降脂。这项研究发表在《临床营养学》上。

总体来说，红石榴对心血管健康的好处是有充足的科学依据的，长期摄入红石榴有助于维护血管健康，降低心脑血管疾病的发生风险。

红豆：降低胆固醇，保护血管内皮

红豆又称赤小豆，自古以来就是膳食的重要组成。红豆不仅味道甘甜，而且营养价值高。它富含膳食纤维、植物蛋白、钾、镁、叶酸和多酚类物质，这些成分在降低胆固醇、调节血压、减少炎症、保护血管内皮细胞等方面具有重要作用。

红豆中富含的可溶性膳食纤维可以在肠道中结合胆固醇，并随粪便排出体外，从而减少胆固醇的吸收，降低血液中的胆固醇水平。另外，红豆富含的皂苷和多酚类物质可以促进肝脏分解胆固醇，提高胆固醇的代谢速率，减少其在血管中的堆积。

2024年7月，发表在《营养素》上的一项综述，研究人员总结了30项关于豆类摄入与改善健康结局关联的研究，涉及红豆、小扁豆、鹰嘴豆等多种豆类。研究发现，充足的豆类摄入与总胆固醇和LDL-C降低有关，能帮助健康人预防心血管疾病，也有利于患心血管疾病等慢性病的患者控制病情。

除了降低血脂以外，红豆中富含的类黄酮和皂苷也是强效的天然抗氧化剂和抗炎物质，它们可以清除自由基，减少氧化应激，保护血管内皮的完整性，延缓血管老化。另外，红豆中的钾和镁等对血压调节也能起到积极作用。

既然红豆对血管健康如此有益，那么如何吃才能获得最大化的健康效益呢？这里有个最简单的做法。

用红豆与燕麦或糙米一起煮粥喝，不仅增加膳食纤维，还能平稳血糖，是一个非常利于心血管健康的饮食选择。

除了番茄、红葡萄、红石榴和红豆，还有很多天然的红色食物都对心血管健康大有益处，比如红枣、山楂等，在日常生活中适当增加这些食物的摄入，会让我们的血管更有弹性，也更健康。

3
2种关键元素，能让血管更年轻

健康的血管离不开多种营养素的协同作用，其中，钾和镁这两种元素在维持血管弹性、调节血压、减少血栓形成等方面起着重要作用。科学研究表明，**摄入充足的钾和镁能够有效降低血压、减少动脉硬化风险，并维持血流顺畅**。如果长期缺乏这两种元素，血管会逐渐失去弹性，血压波动加剧，甚至会增加心脏病和脑卒中的发生风险。

接下来，就让我们一起了解这2种元素的“工作原理”，以及可以从哪些食物中获得它们。

K

钾：血压调节的“平衡器”

钾是维持血管健康的核心矿物质之一，它在调节血压、平衡体内电解质，以及减少血管压力方面发挥着重要作用。现代饮食中，高钠（盐分）摄入是导致高血压的重要原因，而钾能够帮助肾脏排出多余的钠，从而减少水钠潴留，降低血容量，起到降压作用。

早在2013年，WHO等机构联合发表在《英国医学杂志》上的一项大规模荟萃分析表明，增加钾的摄入可明显降低血压。这项研究共纳入22项随机对照试验（包括1606名参与者）和11项队列研究（包括127038名参与者）。

研究发现，增加钾摄入使成人收缩压降低约3.5mmHg，舒张压降低约2.0mmHg，在高血压患者中效果显著。此外，增加钾摄入也与脑卒中风险降低相关，对成人肾功能、血脂或儿茶酚胺浓度无显著不良影响。

不仅如此，钾还能促进血管扩张、血液循环，减少血管硬化的风险。这意味着，富含钾的食物不仅能够帮助调节血压，还能延缓血管老化，使血液流动更加顺畅。

钾的食物来源

我国钾的每日适宜摄入量（AI）为健康成年人2g，预防非传染性慢性病的标准为每日3.6g，WHO建议成年人钾摄入量至少为每日3.51g。那么我们可以从哪里获得钾呢？

钾广泛存在于多种天然食物中，尤其以新鲜蔬果和豆类为佳。

- **绿叶蔬菜（如菠菜、甘蓝、羽衣甘蓝等）：** 富含钾，同时提供膳食纤维，有助于调节血脂和血压。

- **香蕉：**钾含量丰富（每100g约含有256mg钾），有助于控制血压。适合作为健康零食。
- **牛油果：**富含钾（每100g约含有599mg钾）和健康脂肪，双重保护血管。
- **豆类（如鹰嘴豆、红豆、扁豆等）：**富含钾和膳食纤维，有助于稳定血糖，减少动脉硬化的风险。
- **番茄：**富含番茄红素和钾（每100g约含有179mg钾），有助于改善血管弹性，降低血压。

镁：增强血管弹性，减少血栓形成

镁被誉为“血管保护剂”，它参与体内多种酶的合成代谢，负责调节细胞内钙、钾、钠等离子的平衡，影响着心脏的跳动节律、血管的舒张收缩以及血压的稳定。

镁能够激活NO的合成，帮助血管平滑肌舒张，减少血压波动，使血液循环更加顺畅；镁还能够减少血小板的凝聚，降低血液黏稠度，减少血栓形成的风险，从而降低心肌梗死和缺血性脑卒中的发生风险。

2019年8月，发表在《神经病学前沿》（*Frontiers in Neurology*）上的一项大规模研究也证明了这一点。在这项研究中，北京协和医院的研究团队纳入了15项报告，涉及18个列队研究近70万人的数据，以探讨镁的摄入量与脑卒中风险之间的关系。

结果发现，镁摄入量最高组与最低组相比，总体脑卒中的相对风险显著降低11%，缺血性脑卒中的相对风险降低12%。从剂量–反应关系来看，镁摄入量每增加100mg/d，总体脑卒中的发生风险降低2%，缺血性脑卒中的发生风险降低2%。

除了降低脑卒中风险，镁对于维持心脏节律稳定至关重要，它可以防止心脏过度兴奋，减少心律失常，在高血压和心脏病患者的治疗与预防中具有重要应用价值。

镁的食物来源

根据中国营养学会发布的《中国居民膳食营养素参考摄入量（2023年版）》，镁的每日推荐摄入量：18～32岁为330mg，30～65岁为320mg，65～75岁为310mg。在日常饮食中，我们可以通过以下天然食物补充镁。

- **坚果种子（如杏仁、核桃、腰果、南瓜子等）**：富含镁，同时提供健康脂肪，有助于血管健康。
- **燕麦、藜麦、糙米**：富含镁和膳食纤维，可降低胆固醇，减少血管斑块形成。
- **黑巧克力（可可含量70%以上）**：富含镁（每100g含150～250mg镁）和抗氧化剂，有助于减少血管炎症，提高血流量。
- **绿叶蔬菜（如菠菜、甘蓝等）**：富含镁、钾、膳食纤维，是保护血管的优选食材。

4 为什么是全谷物，而不是精制谷物

在我们日常的饮食中，谷物是重要的能量来源之一。不过，并非所有的谷物都对健康有益。精制谷物（如白米、白面）在加工过程中去除了外层麸皮和胚芽，导致营养大量流失，同时血糖生成指数（GI）较高，长期摄入过多容易引发肥胖、糖尿病和心血管疾病。

相比之下，全谷物保留了完整的麸皮、胚乳和胚芽，富含膳食纤维、B族维生素、矿物质和抗氧化物质，能够降低胆固醇、稳定血糖、减少血管炎症，从而有效保护心脑血管健康。生活中，常见的全谷物包括：燕麦、糙米、黑米、藜麦、玉米、荞麦、小米等。

全谷物在养护心脑血管方面发挥哪些作用？我们又该如何在日常饮食中增加全谷物的摄入？接下来，让我们深入了解全谷物的强大健康效益吧！

降低胆固醇，减少动脉硬化风险

动脉粥样硬化是心血管疾病的元凶之一，主要由LDL-C过高，导致胆固醇在血管壁沉积，形成动脉斑块所致。全谷物富含可溶性膳食纤维（如β-葡聚糖），能够与胆固醇结合并促进其排出，降低血液中的“坏胆固醇”水平，减少动脉硬化的发生。

2021年12月，发表在《免疫学前沿》（*Frontiers in Immunology*）上的一项随机对照研究表明，全谷物相对精制谷物具有更明显的降脂优势。

这项研究由中国疾病预防控制中心及中国科学院微生物研究所等多家机构的研究人员共同参与。该研究纳入了210名轻度血脂异常患者，并随机分为两组，每天分别让他们食用80g的燕麦或大米，持续45天。

在45天的干预期结束后，两组参与者的血脂水平都有所下降，但燕麦组总胆固醇和LDL-C降得更多，分别降低了5.7%和8.7%。此外，研究人员还发现，摄入燕麦显著增加了肠道益生菌的丰度。

研究人员分析指出，相较于精制谷物，以燕麦为代表的全谷物更有助于降低血脂，同时还能对肠道微生物群产生益生元作用，尤其适合血脂异常、高血压和冠心病患者长期食用。

维持血糖稳定，预防糖尿病的发生

2022年9月，中国卒中中心联盟发表在《神经学杂志》（*Journal of Neurology*）上的一项涉及超过80万患者的研究表明，中国急性缺血性脑卒中患者中，每3例中就有1例合并或可能合并糖尿病。

长期高血糖会损伤血管内皮细胞，促进炎症反应，增加血管硬化的风险，而精制谷物（如白米、白面）因在加工过程中膳食纤维大量流失，消化吸收快，会导致血糖急剧升高，增加胰岛素抵抗的风险。

与之相反，全谷物富含膳食纤维和抗性淀粉，可以减缓碳水化合物的吸收，保持血糖平稳，减少胰岛素抵抗，从而预防糖尿病的发生，进而避免糖尿病引发的血管损伤。

2020年4月，发表在《英国医学杂志》上的一项研究，研究人员分析了来自美国3个前瞻性队列研究的结果，纳入近20万人的数据，表明全谷物摄入与2型糖尿病风险降低相关，摄入全谷物最多的人群比摄入最低的人群患2型糖尿病的概率低29%。

2023年4月，美国塔夫茨大学的研究团队发表在《自然–医学》上的一项覆盖全球184个国家、11项饮食因素的分析也表明：在2018年全球新增2型糖尿病患者中，约有70%（1410万人）与不健康饮食有关，其中最主要的原因就是全谷物摄入不足，精制谷物和加工肉类摄入过量。

通过以往的研究，我们不难得出结论：在饮食中增加全谷物的比重，对于稳定血糖、预防糖尿病意义重大。即使是糖尿病患者，也应该遵循这样的饮食原则，从而预防心脑血管疾病的发生。

促进血管健康，减少血管炎症

除了血脂、血糖和血压，血管健康还与炎症水平密切相关，慢性炎症会导致血管内皮损伤，增加动脉硬化的风险。而全谷物不仅含有丰富的膳食纤维，还含有多酚、维生素E等抗氧化物质和抗炎成分，能够减少炎症因子的释放，保护血管内皮细胞。

对于全谷物的抗炎特性，很多研究都给出了明确答案。比如发表在《美国临床营养学杂志》上的一项研究，研究人员将患有代谢综合征的肥胖成年人随机分配到避免全谷物食物组或全谷物食物组，为期12周，结果发现全谷物食物组的C-反应蛋白水平下降了38%，而精制谷物食物组的C-反应蛋白水平没有变化。

2024年9月，中国首都医科大学的研究人员在《氧化还原生物学》上发表了一项临床研究报告，也再次验证了全谷物的抗炎特性。

在这项研究中，研究团队将120名平均年龄为64岁的中老年参与者随机分为全谷物组和精制谷物组，在不改变整体饮食习惯的情况下，仅通过主食替换，比较两组对免疫介导炎症的影响。

结果发现，6周后，全谷物组的IL-10（即白细胞介素-10）、IL-22、IL-23等炎症因子平均水平显著低于精制谷物组。进一步分析发现，全谷物组的丁酸水平显著高于精制谷物组。丁酸是肠道上皮细胞的重要能量来源，它可以促进肠道上皮细胞的生长和修复，增强肠道屏障功能，具有抗炎和调节免疫的功能。

总之，全谷物不仅是更健康的碳水化合物来源，更是心脑血管的保护性食物。它们能够降低胆固醇、减少血糖波动、减轻血管炎症，从而降低心脏病和脑卒中的患病风险。相比之下，精制谷物的营养密度低，血糖生成指数高，长期摄入会增加肥胖、糖尿病和心血管疾病的风险。

从精制谷物转换到全谷物饮食，不仅是控制体重、维持能量平衡的选择，更是一种全方位的血管养护策略，能够降低慢性病风险，延缓衰老，让血管更年轻、更强韧。

5

植物蛋白vs动物蛋白，哪个对心血管更好

蛋白质是人体所需的三大宏量营养素之一（另外两个是碳水化合物和脂肪），对维持生命活动、健康和生长起着至关重要的作用。蛋白质不仅是肌肉、器官、酶和免疫细胞的重要组成部分，也在调节血管功能、维持血压、促进血脂平衡方面发挥着关键作用。

然而，你可能不知道，我们从食物中获取的蛋白质的来源不同，对心血管健康的影响也有很大不同。

植物蛋白和动物蛋白，有何不同

在日常生活中，我们可以通过植物蛋白和动物蛋白获取蛋白质，但这两种蛋白质的来源和组成不同。

一般来说，动物蛋白来自动物性食物，如肉类、鱼类、蛋类、乳制品等，其富含人体所需的9种氨基酸；而植物蛋白来自植物性食物，如豆类、坚果种子、全谷物、蔬菜等，除大豆及其制品，其氨基酸成分没有动物蛋白完整，却含有对人体有益的膳食纤维和抗氧化物质。

植物蛋白的特点	
	• 不含胆固醇，富含膳食纤维和抗氧化物，能够减少血管氧化应激，降低动脉硬化的发生风险
	• 富含不饱和脂肪酸，有助于降低血脂，减少炎症
	• 提供多种植物化学物（如类黄酮），帮助保护血管内皮细胞，提高血管弹性

动物蛋白的特点	
	• 富含饱和脂肪酸和胆固醇，过量摄入可能导致动脉斑块形成，增加心血管疾病风险
	• 红肉（尤其是加工肉类）中的铁为血红素铁，可以提高免疫力，但也会增加氧化应激和血管炎症
	• 部分动物蛋白（如多脂鱼类）富含对身体健康有益的ω-3脂肪酸，具有抗炎和降血脂的作用

植物蛋白和动物蛋白各有利弊。现代营养学认为，在日常饮食中，二者搭配食用会得到更多的健康益处。然而，长期以来，对于理想的植物蛋白与动物蛋白的具体比例，尚未有明确的指导建议。不过，2024年12月，哈佛大学公共卫生学院在《美国临床营养学杂志》上发表了一项研究，首次深入探讨了这一比例对心脏健康的影响。

植物蛋白和动物蛋白的最佳比例

在这项研究中，研究团队采用了长达30年的数据，涉及近203000名参与者，这些参与者来自哈佛的护士健康研究和健康专业人士随访研究。

在这30年里，研究人员定期收集参与者的饮食数据，每4年一次，包括参与者的蛋白质摄入量、食物来源以及生活方式等相关信息。同时，他们还跟踪了参与者的心脏健康状况。

在整个研究过程中，研究人员记录了16118例心血管疾病病例，包括10000多例冠心病病例。通过对这些数据的分析，研究人员发现，**那些增加植物蛋白摄入、减少动物蛋白的参与者，心脏健康明显改善。**相比之下，持续摄入较高比例动物蛋白的人群，其心血管疾病的风险更高。

“在美国人的饮食中，植物蛋白与动物蛋白的比例大约是1∶3，这意味着大多数人每天的蛋白质摄入中，只有1/4来自植物性食物”，这项研究的第一作者、哈佛大学公共卫生学院营养系的科学家指出：“我们的研究发现，将这一比例提高到至少1∶2，不仅能帮助预防心血管疾病，还能显著降低冠心病的风险。更进一步，如果植物蛋白的比例达到1∶1.3或更高，预防冠心病的效果会更为显著。”

这项研究的一个关键发现是：植物蛋白的比例越高，心脏越健康。特别是可替代红肉和加工肉制品的植物蛋白，对降低心脏病风险有显著作用。研究报告还指出，增加植物蛋白的摄入不仅能改善血脂水平（降低低密度脂蛋白胆固醇、增加高密度脂蛋白胆固醇），还能减少导致动脉粥样硬化的炎症标志物。

植物蛋白不仅富含膳食纤维、维生素和矿物质，而且几乎不含饱和脂肪酸，这使它成为维护心脏健康的理想选择。植物蛋白，特别是来自豆类、坚果种子和全谷物的蛋白质，能够有效降低血压、减缓动脉粥样硬化的进程。

如何调整饮食，优化蛋白质比例

那么，我们应该如何调整自己的饮食，达到理想的植物蛋白与动物蛋白比例呢？首先，你可以从减少红肉和加工肉制品的摄入开始，逐渐用植物性食物替代它们。

- **豆类：**如黑豆、红豆、黄豆等，富含优质蛋白，其蛋白属性可以媲美动物性食物。
- **坚果种子：**如杏仁、核桃、奇亚籽、亚麻籽等，不仅提供植物蛋白，还含有丰富的健康脂肪。
- **全谷物：**如糙米、燕麦、藜麦等，既能提供蛋白质，又能增加膳食纤维的摄入。

同时，增加新鲜蔬果和健康植物油的摄入，进一步丰富你的饮食结构，提供全面的营养支持。

通过调整蛋白质的来源，减少动物蛋白，增加植物蛋白，不仅有助于降低冠心病的发生风险，还能提升整体的健康水平。随着对植物蛋白益处的深入研究与更多认知，未来饮食建议可能会更倾向于鼓励人们摄入更多的植物蛋白，构建更健康的饮食结构。

养护心脑血管食谱

燕麦核桃粥

材料 原味燕麦片50克，核桃20克，红枣3颗。

做法 1. 燕麦洗净；核桃去壳，掰成小块；红枣去核，切小块。

2. 将燕麦片、红枣放入锅中，加适量清水，大火烧开后转小火煮15分钟。

3. 放入核桃块，继续煮5分钟即可。

食愈功效 燕麦片富含β-葡聚糖，有助于降低胆固醇吸收；核桃含有不饱和脂肪酸，有助于改善血管弹性，红枣中的维生素C等抗氧化物质，可减轻血管炎症。

凉拌菠菜豆皮

材料 菠菜200克，豆皮100克，白芝麻少许。

调料 蒜末、生抽、醋、盐、香油各适量。

做法 1. 菠菜洗净，切段，焯水后捞出过凉，沥干；豆皮洗净，切丝，焯水备用。

2. 蒜末中加入生抽、醋、盐、香油、白芝麻调成料汁。

3. 将菠菜段和豆皮丝放入碗中，倒入料汁拌匀即可。

食愈功效 菠菜含有的维生素K、镁等对心血管有益；豆皮富含植物蛋白，可替代部分动物蛋白，降低胆固醇摄入。菠菜、豆皮均富含膳食纤维，有助于肠道健康，间接保护心血管。

黑豆猪骨汤

材料 黑豆50克，猪骨250克。

调料 姜片、葱段、料酒、盐各适量。

做法 1. 黑豆提前浸泡4小时左右；猪骨洗净，砍成小段，焯水，捞出。

2. 将猪骨、黑豆、姜片、葱段、料酒放入锅中，加足量清水，大火烧开后转小火炖煮1.5小时，加盐调味即可。

食愈功效 黑豆富含异黄酮、膳食纤维和镁等，有助于降低胆固醇，保护心血管；猪骨含有一定量的胶原蛋白，有助于维持血管壁的弹性和韧性。

番茄豆腐汤

材料 番茄2个，豆腐1块。

调料 葱末、盐、生抽、香油各少许。

做法 1. 番茄洗净，切小块；豆腐洗净，切块。

2. 锅中倒油烧热，放入番茄块翻炒出汁，加适量清水烧开。

3. 放入豆腐块，煮5分钟，加入盐、生抽调味，撒上葱末，滴入香油即可。

食愈功效 番茄富含番茄红素等抗氧化剂，能保护血管内皮细胞；豆腐富含植物蛋白和钙，有助于降低胆固醇，减轻心血管负担。

红豆薏米粥

材料 红豆50克，薏米30克，红枣3颗。

做法 1. 红豆和薏米提前浸泡6小时；红枣去核，切小块。

2. 将红豆、薏米、红枣放入锅中，加适量清水，大火烧开转小火煮1小时即可。

食愈功效 红豆和薏米富含膳食纤维、钾等，有助于利水消肿，调节血压，改善心血管功能。

苹果银耳羹

材料 苹果1个，干银耳10克。

做法 1. 银耳用温水泡发后撕成小朵；苹果洗净，去皮除核，切块。

2. 将银耳放入锅中，加足量清水，大火烧开转小火煮30分钟，放入苹果块，继续煮15分钟即可。

食愈功效 苹果富含果胶、维生素C等，有助于降低胆固醇；银耳含有银耳多糖等，有抗氧化和保护心血管的作用。

洋葱炒鸡蛋

材料 洋葱1个，鸡蛋2个。

调料 盐、生抽各适量。

做法 1. 洋葱洗净，去皮，切丝；鸡蛋打入碗中，加少许盐搅拌均匀。

2. 锅中倒油烧热，倒入鸡蛋液炒熟盛出。

3. 锅中留底油，放入洋葱丝翻炒，炒至洋葱变软，加入炒好的鸡蛋，加入盐、生抽翻炒均匀即可。

食愈功效 洋葱含有槲皮素等抗氧化剂，能降低胆固醇、舒张血管；鸡蛋提供优质蛋白，对心血管有益。

虾仁冬瓜汤

材料 虾仁50克，冬瓜200克。

调料 姜丝、葱末、盐、香油各少许。

做法 1. 虾仁洗净；冬瓜洗净，去皮除子，切片。

2. 锅中加适量清水，放入姜丝，大火烧开后放入冬瓜片煮5分钟，放入虾仁，煮至虾仁变色，加盐调味，撒上葱末，滴入香油即可。

食愈功效 虾仁富含优质蛋白和不饱和脂肪酸；冬瓜富含钾，有助于降低血压，保护心血管。

彩椒炒鸡丁

材料 鸡胸肉200克，红彩椒1个。

调料 蒜末、料酒、生抽、淀粉、盐各适量。

做法 1. 鸡胸肉洗净，切丁，放入碗中，加入料酒、生抽、淀粉，抓匀，腌制15分钟；红彩椒洗净，去蒂除子，切丁。

2. 锅中倒油烧热，放入蒜末爆香，加入腌制好的鸡丁翻炒至变色，放入红彩椒丁翻炒至彩椒变软，加盐翻炒均匀即可。

食愈功效 鸡胸肉提供优质蛋白，红彩椒富含维生素C、维生素E和类黄酮等抗氧化物质，能有效减轻血管氧化应激损伤，降低心血管疾病的发生风险。

芹菜炒香菇

材料 芹菜200克，鲜香菇100克。

调料 蒜末、生抽、盐各少许。

做法 1. 芹菜洗净，切段；香菇洗净，切片。

2. 锅中烧开水，放入芹菜段焯1分钟，捞出沥干。

3. 锅中倒油，油热后放入蒜末爆香，加入香菇片翻炒至变软，倒入芹菜段继续翻炒均匀，加入生抽、盐即可。

食愈功效 芹菜富含芹菜素等生物活性成分，有助于扩张血管；香菇含有香菇多糖等物质，可降低胆固醇，对心血管健康有益。

白灼芦笋

材料 芦笋200克。

调料 生抽、香油各适量。

做法 1. 芦笋洗净，去老根。

2. 锅中水烧开，加入少许盐和油，放入芦笋焯水2分钟后捞出，淋上生抽、香油即可。

食愈功效 芦笋富含叶酸、钾，有助于控制血压和维持血管弹性。

山楂燕麦粥

材料 山楂、燕麦片各50克。

调料 冰糖适量。

做法 1. 山楂洗净，去子，切片；燕麦片与山楂一同放入锅中，加清水煮沸后转小火熬30分钟，至山楂软烂。

2. 最后加入冰糖搅拌至化即可。

食愈功效 山楂富含黄酮类物质，有助于软化血管、降低血脂；燕麦中的膳食纤维有助于减少胆固醇的吸收。

蒸鳕鱼

材料 鳕鱼块200克。

调料 姜丝、葱段、蒸鱼豉油、盐、料酒各适量。

做法 1. 鳕鱼块洗净后放盘中，加盐、料酒，腌制10分钟。

2. 锅中水烧开，放入鱼盘，盖盖大火蒸10分钟。

3. 蒸熟后，在鱼身上铺葱段、姜丝，淋蒸鱼豉油。

4. 另起锅，倒油烧热，将热油浇在鱼和葱段、姜丝上即可。

食愈功效 鳕鱼富含优质蛋白，其不饱和脂肪酸有助于降胆固醇，间接降低心血管病的发生风险，维持心血管正常运作。

素炒四季豆

材料 四季豆200克，红彩椒1个。

调料 蒜末、盐各适量。

做法
1. 四季豆洗净，切段；红彩椒洗净，去蒂除子，切条。
2. 锅中加油烧热，炒香蒜末，加入四季豆段翻炒至断生。
3. 加入红彩椒条炒2分钟，加盐调味即可。

食愈功效 四季豆中富含植物蛋白、膳食纤维和钾，这些营养物质有助于维护血管健康，降低心血管疾病的发生风险。

五谷杂粮饭

材料 糙米、黑米、小米、绿豆各50克，红枣3颗。

做法
1. 将所有杂粮和红枣洗净，放入电饭煲中，加入适量水，按正常煮饭程序煮熟。
2. 出锅后稍微搅拌均匀，保持松软即可。

食愈功效 糙米、黑米、小米富含膳食纤维、B族维生素，有助于降低血脂；绿豆富含植物蛋白、B族维生素、钾等，有助于维护血管健康。

烤三文鱼配时蔬

材料 净三文鱼200克，胡萝卜1根，西蓝花100克，柠檬半个。

调料 橄榄油、盐、黑胡椒碎各适量。

做法
1. 三文鱼用橄榄油、柠檬汁、盐、黑胡椒碎腌制10分钟。
2. 将三文鱼放入烤箱，180℃烤15分钟。
3. 胡萝卜和西蓝花分别洗净，切块，蒸熟后配烤三文鱼即可。

食愈功效 三文鱼富含多不饱和脂肪酸，有助于降低血液中的甘油三酯水平；橄榄油富含单不饱和脂肪酸，有助于减轻炎症，提高胰岛素敏感性；胡萝卜富含胡萝卜素，进入身体后转化为维生素A，有助于提升免疫力。

鹰嘴豆沙拉

材料 鹰嘴豆150克，小黄瓜1根，番茄1个。

调料 橄榄油、柠檬汁、香菜段各适量。

做法 1. 鹰嘴豆煮熟；番茄、黄瓜洗净，切丁。

2. 将所有食材放入碗中，加入橄榄油、柠檬汁、香菜段，搅拌均匀即可。

食愈功效 鹰嘴豆富含植物蛋白、膳食纤维、钾，有助于控制血糖和血压；番茄富含抗氧化的维生素C和番茄红素，有益于血管健康。

烤蔬菜拼盘

材料 胡萝卜1根，红彩椒、洋葱、西葫芦各1个。

调料 橄榄油适量、香草（迷迭香、百里香等）、盐、黑胡椒碎各适量。

做法 1. 所有蔬菜洗净，切块，均匀地铺在烤盘上。

2. 淋上橄榄油，撒上香草，放入预热至180℃的烤箱中烤25分钟。

3. 将烤熟的蔬菜取出，依据个人口味撒上盐和黑胡椒碎即可。

食愈功效 蔬菜中丰富的膳食纤维、微量元素有助于保护心血管健康，维持血压稳定。

养心蔬果沙拉

材料 石榴1个，蓝莓50克，黄瓜1根，生菜100克，无糖酸奶1盒。

调料 柠檬汁、橄榄油各适量。

做法 1. 生菜洗净，用手撕成适口的片状，铺在沙拉碗底部；黄瓜洗净，切薄片，均匀摆在生菜上；石榴剥开，将石榴籽放入碗中；蓝莓洗净，放入碗中。

2. 将柠檬汁、橄榄油、酸奶混合，搅拌均匀，制成沙拉酱。

3. 将调好的沙拉酱淋在摆好的食材上，拌匀即可。

食愈功效 石榴富含鞣花酸、花青素等抗氧化剂，有助于改善血管内皮功能，降低心血管疾病的发生风险；蓝莓中的花青素可以抗氧化，有助于消除炎症；黄瓜含有丰富的水分，有助于促进肠道蠕动；生菜富含维生素K和钾，可为身体提供必要营养，维持心血管系统正常运作。

红葡萄酸奶杯

材料 无糖酸奶200克，红葡萄50克，南瓜子15克。

做法 1. 红葡萄洗净，切成两半，去子，留果肉备用；南瓜子轻轻碾碎。

2. 酸奶倒入杯中，把切好的红葡萄果肉放入后搅拌均匀，撒入碾碎的南瓜子即可。

食愈功效 酸奶富含益生菌，有助于调节肠道菌群，促进消化吸收；红葡萄中的花青素和白藜芦醇有助于降低心血管疾病的发生风险；南瓜子所含的不饱和脂肪酸，可辅助降低胆固醇水平。

Part 6

延缓衰老，让细胞重回年轻态

1 饮食决定你的衰老速度

许多人认为衰老是不可抗拒的自然规律，但科学研究表明，衰老的速度其实可以被调控，而掌控这一切的关键，就藏在你的餐盘里。

食物不仅是身体的能量来源，更是影响细胞代谢、DNA修复、炎症反应和自由基水平的核心因素，直接决定了你的身体是充满活力、衰老进程缓慢，还是提前进入功能衰退的状态。

细胞衰老的本质：修复还是受损

衰老并不是某一天突然发生的，而是一个逐渐累积的过程，其本质在于细胞功能的下降。

人体由数万亿个细胞组成，每个细胞都在不断地进行分裂、修复、代谢和更新，以维持各项生理功能的正常运作。然而，在这个过程中，细胞不可避免地会受到损伤，而这些损伤如果无法被及时修复，就会导致细胞老化，进而影响整个器官和系统。

换句话说，你的身体每天都在进行“修复”和“受损”的博弈。如果细胞的修复能力强，损伤较少，衰老的速度就会变慢，你的身体会更健康、更有活力；但如果细胞受损的速度超过了修复的能力，那么衰老就会加速，导致器官功能下降，各种慢性病也会接踵而至。

那么，究竟是什么决定了细胞的健康状态？自由基累积、慢性炎症和端粒缩短是加速细胞衰老的三大主要因素。

自由基累积：加速细胞损伤的隐形杀手

自由基是细胞代谢过程中产生的高活性分子，它们在适量的情况下有助于细胞信号传递和免疫防御；但如果过量，它们就会攻击细胞中的DNA、蛋白质和细胞膜，导致细胞损伤，并加速衰老进程。这种现象被称为氧化应激。

自由基是如何加速衰老的呢？首先，自由基会破坏胶原蛋白和弹性蛋白，使皮肤松弛、皱纹增多、色斑提前出现；其次，自由基还会氧化低密度脂蛋白胆固醇，促进动脉粥样硬化，增加心血管疾病的风险；最后，自由基还会损伤神经元，导致认知能力下降，增加阿尔茨海默病和帕金森病的风险。

慢性炎症：让细胞长期处于“战争模式”

正如我们在本书的第二部分讲到的那样，炎症是机体的一种保护机制，当受到感染、创伤或刺激时，免疫系统会释放炎症因子，以杀灭病原体或修复损伤。然而，当炎症长期处于激活状态（慢性炎症），就会使细胞长期处于“战斗模式”，导致机体自我攻击，破坏健康组织，加速细胞老化。

慢性炎症也会加速衰老，它会促进血管壁损伤，使胆固醇更容易沉积，形成粥样斑块，增加高血压、冠心病和脑卒中的发生风险。与此同时，慢性炎症会影响胰岛素的正常功能，导致血糖水平异常，提高2型糖尿病的发生率。长期慢性炎症还与阿尔茨海默病、抑郁症和认知能力下降密切相关。

端粒缩短：决定细胞寿命的“生物时钟”

端粒是DNA末端的保护帽，每次细胞分裂时，端粒都会逐渐缩短，当端粒缩短到一定程度，细胞就无法继续分裂，进入衰老状态。端粒缩短的速度决定了人的生物年龄——即你的身体是否比实际年龄更年轻或更衰老。

端粒缩短会给我们带来一系列负面影响，首先是细胞更新能力出现下降，导致皮肤松弛、肌肉流失、组织修复速度变慢。紧接着，端粒缩短会导致免疫系统衰退，使身体更容易受到感染，恢复能力降低。最后，端粒缩短会加速心血管老化，使血管失去弹性，增加高血压和动脉硬化的发生风险。

错误的饮食是如何加速身体衰老的

你相信吗？你的饮食和衰老速度密切相关。而令人担忧的是，现代社会的饮食环境让许多人无意中走入了加速衰老的“饮食陷阱”。如果你的饮食习惯长期处于以下状态，你的身体则可能正在经历不必要的早衰。

高糖饮食：糖化反应让皮肤和血管提前老化

谁不喜欢甜食呢？当然，糖类是身体的主要能量来源，我们需要它。但要注意，过量摄入精制糖/添加糖（如甜饮料、蛋糕、糖果、加工食品）会导致糖基化终产物（AGEs）在体内堆积，加速皮肤、血管和器官的老化。AGEs会破坏胶原蛋白和弹性蛋白，使皮肤松弛、皱纹增多，同时增加血管硬化，提高心脏病和脑卒中的发生风险。

2024年7月，加利福尼亚大学伯克利分校的研究团队在《美国医学会杂志网络开放版》（*JAMA Network Open*）上发表了一项研究。该研究纳入了来自美国国家心肺血液研究所生长与健康研究及其后续研究的数据，追踪了342名女性从儿童期到中年的健康状况。

结果发现，**添加糖的摄入量与表观遗传年龄成正相关，每增加1g添加糖摄入，GrimAge2（一种用于测量表观遗传年龄的指标）会增加0.02年**。这表明即使在饮食质量较好的情况下，添加糖的摄入仍然对表观遗传年龄产生负面影响，进而加速衰老。

高脂高盐饮食：诱发慢性炎症，损害细胞

正如我们在书中反复提及的那样，过量摄入促炎饮食（如油炸食品、加工肉制品、奶茶等）会增加体内炎症水平，导致血管壁受损、细胞功能下降，加速大脑及其他器官组织的退化，增加阿尔茨海默病、糖尿病和肥胖的发生风险。而高盐饮食则会导致细胞脱水，破坏血管弹性，进而影响全身的血液循环

和器官功能，促进衰老的发生。

2024年12月，发表在《阿尔茨海默病与痴呆症》（*Alzheimer's & Dementia*）上的一项研究，基于对1487名参与者进行长达22.3年的随访，研究人员发现促炎饮食与全因痴呆症和阿尔茨海默病的发病率增加成线性相关。

精加工食品摄入过多：血糖波动加剧，损害神经和血管

精加工食品如白面包、加工燕麦片等，在加工过程中去除了膳食纤维，使血糖更容易飙升，当血糖升高时，细胞代谢会产生过多的活性氧（ROS）。这些活性氧包含自由基，会攻击细胞内的生物分子，如DNA、蛋白质和脂质，造成细胞损伤，进一步加速细胞和组织的衰老。

2020年6月，发表在《美国临床营养学杂志》上的一项研究，由西班牙的研究团队对近886名55岁以上的受试者DNA样本进行分析，并每隔2年调查其饮食习惯。

研究人员根据精加工食品的摄入量情况将受试者分为4组，结果发现，与摄入最少精加工食品组相比，其他3组端粒缩短的可能性分别提高了29%、40%和82%。每天吃3份（250～300g）或更多的精加工食品，端粒缩短的概率就会增加1倍。端粒长度被认为是生物年龄的标志之一，端粒缩短意味着细胞衰老加速。

2023年9月，发表在《营养素》上的一项研究也表明，保持碳水化合物摄入占总能量48.92%～56.20%，血清中与衰老密切相关的克老素（Klotho）蛋白水平较高，能够有效对抗衰老；而精加工的碳水化合物，如白米饭、白面包等，消化吸收快，容易使血糖大幅波动，不利于维持Klotho蛋白的高水平。这表明，精加工食品的摄入不利于对抗衰老。

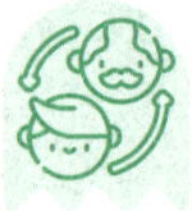

越早改变饮食，越早逆转衰老

衰老是一个持续的生物学过程，涉及细胞功能衰退、DNA损伤、炎症反

应增加和端粒缩短等多个方面。然而，越来越多的科学研究表明，通过科学的饮食干预，我们不仅可以减缓衰老进程，还可以在一定程度上“逆转”衰老，让机体保持更长时间的健康状态。

人体的细胞具有很强的可塑性，它们随时都在修复和更新，只是修复的速度与衰老的速度之间存在一场“角力赛”。当营养供给合理、代谢状态良好时，细胞修复的速度就能赶上甚至超过损伤速度，维持健康的生理状态；但如果长期饮食不当，修复速度被损伤速度超越，衰老便会加速。

换句话说，你的身体拥有惊人的修复能力，只要你按正确的饮食模式为细胞提供充足的“燃料”，它就会进入“自我更新模式”，修复损伤，让细胞重新焕发活力。

当然，人体的修复能力并不会无限期地保持高效，如果衰老累积到一定程度，机体的可恢复性就会下降。因此，如果你希望在未来的岁月里保持健康活力，应该随时保持对饮食的高度警觉。

这样说并不是要求你立刻增加各种营养食物的摄入。恰恰相反，你首先应该做的是减少高糖、高脂肪、高盐和精加工食品的摄入。

2 补充3种关键元素，有助于端粒变长

端粒是染色体末端的一小段DNA序列，具有保护染色体免受损伤和维持染色体稳定的功能。随着年龄的增长，端粒会逐渐缩短，这一缩短过程与衰老及多种疾病密切相关。科学研究发现，通过饮食补充特定的营养元素，可以有效延缓端粒缩短，从而达到抗衰老的效果。这些关键元素包括叶酸、维生素B_{12}和维生素D。

维生素B_9

叶酸：细胞修复的关键营养素

叶酸（又称维生素B_9）是一种水溶性维生素，在人体中发挥着极为重要的作用，尤其是在DNA合成、细胞分裂与修复过程中。叶酸能够有效保护细胞遗传物质的完整性，降低DNA突变的风险，从而间接保护端粒。长期缺乏叶酸，会导致DNA复制出现错误，加速细胞老化及端粒缩短。

2024年1月，发表在《癌症预防研究》（*Cancer Prevention Research*）上的一项研究，科学家通过实验揭示了饮食中的叶酸对端粒健康的重要影响。

端粒就像保护染色体末端的小帽子，它越长，细胞通常就越年轻。那么，叶酸摄入不足会对端粒造成怎样的影响呢？研究团队以人类WIL2-NS细胞为对象，分别在含有不同浓度（30nmol/L、300nmol/L、3000nmol/L）叶酸的环境中进行培养，并观察端粒的变化。

研究发现，在实验初期（约2周），低叶酸浓度（30nmol/L）环境中的细胞端粒长度反而比高叶酸浓度（3000nmol/L）环境中的细胞更长，这一现象让研究人员感到意外。然而，这种"暂时优势"很快消失，随后的28天里，这些细胞的端粒迅速缩短，最终明显短于其他细胞。这种端粒快速缩短的情况，与细胞出现染色体不稳定性、细胞分裂异常等衰老指标密切相关。

进一步分析表明，叶酸缺乏会增加DNA中尿嘧啶的异常掺入量，可能会直接损伤端粒结构，加剧端粒不稳定性。此外，叶酸缺乏还可能引发类似某些药物所造成的染色体损伤，加速细胞衰老进程。

总之，这项研究明确指出：**膳食中叶酸不足，会导致端粒功能异常，进而促进染色体不稳定和细胞衰老，甚至可能增加患癌风险。**这也为我们日常饮食补充适量叶酸以保护端粒、对抗衰老提供了坚实的科学依据。

日常生活中，富含叶酸的食物主要包括深绿色蔬菜类（如菠菜、茼蒿、西蓝花）、豆类、全谷物、坚果种子，以及牛油果、柑橘类水果等。经常食用这些富含叶酸的食物，有助于维持端粒长度，达到抗衰老和保持健康的目的。

维生素B_{12}

维生素B_{12}：端粒守护者

通常来说，维生素B_{12}负责维护神经系统的健康，但是越来越多的科学研究发现，维生素B_{12}也是一种与细胞分裂和DNA合成高度相关的重要营养素，在维持端粒稳定性方面同样扮演着至关重要的角色。

2023年11月，发表在《自然–代谢》上的一项研究，来自西班牙的生物学家通过控制维生素B_{12}的摄入量，以观察小鼠体内细胞重编程和组织再生，以及溃疡性结肠炎组织的修复。

结果发现，小鼠摄入维生素B_{12}后，体内会出现高水平的甲基化反应，其能增强基因功能的保真度，并整体提高细胞重编程的效率，继而加速细胞DNA启动重编程过程或促进组织修复。这一发现，让我们看到了维生素B_{12}在帮助细胞对抗损伤和衰老方面的巨大潜力。

维生素B_{12}缺乏时，DNA的合成和修复过程容易出现障碍，从而导致细胞在复制过程中产生更多错误，加速端粒缩短进程，引发细胞过早衰老。充足的维生素B_{12}能够提高端粒酶的活性，协助端粒酶修复缩短的端粒片段，从而延缓细胞衰老，维持器官的健康与活力。

值得注意的是，随着年龄的增长，人体吸收维生素B_{12}的能力会逐渐减弱，容易出现维生素B_{12}缺乏的情况。因此，中老年人更应该注意补充维生素B_{12}，以降低端粒损伤风险，维护细胞健康。

日常饮食中，维生素B_{12}主要存在于动物性食物中，如鱼类（尤其是三文鱼和沙丁鱼）、贝类、鸡蛋、奶制品和瘦肉类。对于素食者来说，可能需要额外补充维生素B_{12}制剂，以维持端粒健康，防止细胞过早老化。

维生素D

维生素D：激活端粒酶的“阳光营养素”

维生素D被誉为“阳光维生素”，因为人体皮肤在阳光的照射下可以合成维生素D。但在现代都市生活中，室内活动多、阳光暴露不足，导致很多人维生素D水平偏低。研究发现，维生素D不仅对骨骼健康至关重要，更在维持端粒长度方面展现出了令人意想不到的重要作用。

一些前沿的科学研究表明，维生素D可显著提升端粒酶活性，进而延缓甚至逆转端粒缩短的趋势。2024年3月，发表在《营养素》上的一篇报告就指出，维生素D与基因组稳定性紧密相关，部分研究表明血清维生素D水平与端粒长度成正相关（尤其是女性），较高的维生素D水平可能会减缓端粒磨损。对于肥胖患者，补充维生素D可能会增加端粒酶活性，从而起到保护作用。

富含维生素D的食物主要有深海鱼类（如三文鱼、鲱鱼、鳕鱼）、蛋黄、蘑菇类食物等。此外，适量的日晒是最简单有效的补充维生素D的方式，每天晒太阳20分钟，就能有效提高维生素D的合成量。

当然，如果想让维生素D抗衰老的效果更好，我们还可以在补充维生素D的同时增加ω-3脂肪酸的摄入。2025年，发表在《自然–衰老》（*Nature Aging*）上的一项研究，研究人员追踪了777名欧洲老年人长达3年，发现单独补充维生素D未显著影响DNA甲基化时钟（一种基于DNA甲基化水平来衡量生物年龄的工具），但当维生素D（2000IU/d）与ω-3脂肪酸（1g/d）联合使用时，受试者表型年龄的衰老减缓效果提升了50%。也就是说，维生素D和ω-3脂肪酸搭配使用，可以有效对抗衰老。

3

借助空腹的力量，让细胞更年轻

在前面的内容中，我们谈论了很多能够帮助身体重塑健康的食物，相信你已经把其中的一些食物纳入到自己的饮食计划中了。不过，你有没有想过，在我们调整饮食内容的同时，适当空腹，会有怎样的效果呢？

提到空腹，很多人可能会联想到饥饿、虚弱。其实不然，适当空腹对身体来说反而是一次难得的修复和焕新机会。这是因为空腹会激活细胞自噬过程，这一机制被称为身体的“垃圾回收系统”，它能有效清理损伤的细胞碎片和代谢废物，让细胞恢复年轻态。

激活细胞自噬，清除衰老细胞

2016年，日本科学家大隅良典因其在细胞自噬领域的突破性研究，荣获诺贝尔生理学或医学奖。他的研究揭示了细胞如何通过自噬这一机制，清除体内受损细胞和废弃物，从而维持健康、延缓衰老。

细胞自噬功能的激活相当于身体的“自我清理计划”，它可以降解并回收受损的蛋白质、错误折叠的分子、老化的细胞器，甚至病原体。当自噬过程被有效启动时，机体开始清理衰老细胞，提高细胞再生能力、增强抗衰老防御系统、促进免疫功能，并减少因代谢废物堆积导致的慢性病发生风险。

细胞自噬的神奇之处在哪里？让我们打个比方，你的细胞就像一个个小房间，经过长期使用后，里面堆满了废弃物。偶尔让细胞“空空肚子”，细胞就会启动深度清理，扔掉这些废弃物，为自己创造新空间。细胞自噬功能的激活，能显著降低患病风险、增强身体活力并减缓衰老进程。

适当空腹不仅能促进细胞自噬，还能提高胰岛素敏感性、降低炎症水平、减少自由基堆积，甚至延缓端粒缩短的速度。在这些机制的综合作用下，最终使身体在细胞层面实现真正的“逆龄生长”。

主流的间歇性饮食方案

通过空腹来激活细胞的自噬功能并不需要你在很长时间内禁食，而是可以通过科学的间歇性饮食模式来实现。目前，科学研究支持并广泛实践的间歇性饮食法主要包括以下几种。

16∶8饮食法

这种方法是最易坚持和最流行的一种方式，即每天禁食16小时，仅在8小时内进食。例如，你可以在中午12点开始第一餐，晚上8点结束晚餐，其他时间则禁食，只能摄入无热量的液体，如水、黑咖啡或茶饮。

5∶2饮食法

该饮食法即要求每周5天正常饮食，另外2天大幅降低热量摄入至平常饮食量的25%（一般女性500kcal，男性600kcal），选择清淡、高蛋白、高纤维、低热量的饮食。

隔日断食法

顾名思义，即今天正常吃，明天则大幅减少热量（500kcal以内）摄入甚至完全禁食，隔一天再正常进食，以此反复交替。这种方式适合已经适应短时断食的人群。

对于间歇性饮食对整体健康的益处，不同的科学研究都给出了肯定的答案。2019年12月，发表在《新英格兰医学杂志》(*The New England Journal of Medicine*）上的一份报告表明，间歇性禁食会触发代谢转换机制，有利于改善血糖调节，增强对压力的抵抗力，并抑制炎症。此外，间歇性禁食还会降低血压、血脂水平，改变与肥胖和糖尿病相关的风险因素。

2024年11月，北京协和医学院等研究团队发表在《氧化还原生物学》上的一项研究发现，每天在下午5点之后不再进食，不仅可以让免疫系统保持更加年轻的状态，还能促使肠道菌群的结构更加年轻化。

在这项研究中，49名参与者进行了一项为期30天的16：8饮食法的临床试验，结果显示，96%的参与者成功减重，其免疫系统工作效率提升，肠道微生物群落向更加年轻化的趋势发展。

的确，自大隅良典突破性地发现了细胞自噬的机制以来，越来越多的科学研究表明，间歇性饮食不仅是一种简单的节食方式，更是一种优化身体代谢、激活细胞修复机制、延缓衰老的科学饮食策略。

如何安全地进行间歇性饮食

当然，间歇性饮食并不是“越饿越好”，而是要科学合理地规划进食和禁食的时间。不同的方法适用于不同的人群，关键在于找到最适合自己生活方式和身体状况的模式，让它成为可持续的健康习惯。尽管间歇性饮食的好处诸多，但在具体实施时也需注意以下几点基本要求。

循序渐进：初次尝试，先从较短的禁食时间入手（如12小时），再逐渐延长到16小时或更长时间。

高营养密度饮食：在可进食的窗口期内，优先选择健康食物，包含充足的优质蛋白、健康脂肪、膳食纤维、维生素和矿物质，尽量减少精加工食品和添加糖的摄入。

充分补水：空腹期注意补充足够的水分，推荐饮用白开水、无糖绿茶或黑咖啡，有助于提高新陈代谢。

关注身体反馈：如果空腹期间出现头晕、乏力、极度饥饿或情绪明显波动，应适当调整禁食时段，待身体适应后再延长。

需要注意的是，在日常生活中，并不是人人都适合间歇性饮食，比如以下人群，应避免或谨慎尝试间歇性饮食。

- 孕妇和哺乳期女性
- 正处于青春期发育阶段的青少年
- 营养不良或体重过低的人群
- 长期低血糖或血糖控制不良的糖尿病患者
- 正在服用特定药物或患有慢性病（如肾病、肝病）者

延缓衰老食谱

牛油果三文鱼沙拉

材料 牛油果1个，净三文鱼150克，生菜适量。

调料 橄榄油、柠檬汁、黑胡椒碎各少许。

做法 1. 牛油果去皮去核后切丁；生菜洗净，撕成小块；三文鱼切片，煎熟或烤熟备用。

2. 把牛油果、生菜、三文鱼放入碗中，淋上橄榄油、柠檬汁，撒上黑胡椒碎拌匀即可。

食愈功效 富含不饱和脂肪酸的三文鱼有助于抗氧化、保护细胞膜，牛油果富含维生素E，有助于延缓皮肤老化。

南瓜燕麦粥

材料 南瓜100克，燕麦30克，牛奶200毫升。

做法 1. 南瓜洗净，去皮除子，切小块，蒸熟后捣成泥。

2. 燕麦提前浸泡一夜，与适量水一同煮开，转小火煮至燕麦软烂。

3. 倒入南瓜泥和牛奶，搅拌均匀，继续煮几分钟即可。

食愈功效 南瓜富含β-胡萝卜素，可转化为维生素A，具有抗氧化作用，能对抗自由基；燕麦中的膳食纤维有助于肠道健康；牛奶提供钙和维生素D，有助于维护骨骼健康，延缓衰老。

玉米青豆沙拉

材料 甜玉米1根，青豆50克，胡萝卜半根，生菜20克。

调料 橄榄油、醋、盐、黑胡椒碎各适量。

做法 1. 甜玉米去皮，洗净，剥粒，与青豆一起煮熟，捞出沥干；胡萝卜洗净，去皮切丁，焯水备用。

2. 将玉米粒、青豆、胡萝卜丁放入碗中，加入橄榄油、醋、盐和黑胡椒碎拌匀。

3. 生菜铺在盘底，将拌好的沙拉放在生菜上即可。

食愈功效 玉米含有丰富的叶黄素和玉米黄质，具有抗氧化作用，能保护眼睛并对抗自由基；青豆富含优质蛋白和膳食纤维；胡萝卜中的胡萝卜素有助于增强免疫力。三者搭配食用，有助于延缓衰老。

黄豆炖猪蹄

材料 猪蹄1只，黄豆50克。

调料 姜片、葱段、料酒、盐各适量，大料2个。

做法
1. 黄豆提前浸泡4小时；猪蹄洗净，焯水去腥。
2. 将猪蹄、黄豆、姜片、葱段、料酒、大料放入砂锅中，加足量清水，大火烧开后转小火慢炖2小时，至猪蹄和黄豆软烂，加盐调味即可。

食愈功效 黄豆富含大豆异黄酮，具有抗氧化作用，还能调节雌激素水平，延缓细胞衰老；猪蹄富含胶原蛋白，有助于保持皮肤弹性。

红枣小米粥

材料 小米50克，红枣5颗。

做法
1. 小米洗净；红枣去核，切小块。
2. 将小米和红枣放入锅中，加入适量清水，大火烧开后转小火煮30分钟左右，至小米软烂即可。

食愈功效 小米富含B族维生素，有助于维持神经系统正常功能，红枣含有维生素C和环磷酸腺苷，可以抗氧化，有助于延缓衰老。

红薯玉米饼

材料 红薯100克，玉米粉50克，面粉30克，酵母3克。

做法
1. 红薯洗净，去皮，蒸熟，捣成泥。
2. 将玉米粉、面粉、酵母和红薯泥混合，加入适量温水，揉成面团。
3. 面团发酵至2倍大，分成小剂子，擀成薄饼。
4. 平底锅刷油，放入薄饼，小火烙至两面金黄即可。

食愈功效 红薯富含膳食纤维、维生素C和β-胡萝卜素，具有抗氧化和排毒作用；玉米粉含有叶黄素和玉米黄质，有助于维持身体正常代谢，延缓衰老。

蓝莓山药泥

材料 山药100克，牛奶少许。

调料 蓝莓酱适量。

做法 1. 山药洗净，去皮，蒸熟后捣成泥。

2. 山药泥中加入少许牛奶，搅拌均匀，搓成小球，放在盘中，淋上蓝莓酱即可。

食愈功效 山药富含多种营养成分，具有健脾益胃等功效；蓝莓富含花青素，可以抗氧化，保护细胞，有助于延缓衰老。

全麦蔬菜三明治

材料 全麦面包2片，生菜、黄瓜、番茄、火腿各适量。

调料 盐、黑胡椒碎各适量。

做法 1. 生菜洗净；黄瓜、番茄洗净，切片；火腿切片。

2. 在一片全麦面包上依次铺上生菜、黄瓜片、番茄片、火腿片，撒上盐、黑胡椒碎，盖上另一片全麦面包即可。

食愈功效 全麦面包富含膳食纤维和B族维生素，有助于维持身体正常代谢；蔬菜中的抗氧化剂能对抗自由基，延缓衰老。

黑豆核桃粥

材料 黑豆30克，核桃20克，大米50克。

做法 1. 黑豆提前浸泡6小时；核桃去壳取仁。

2. 将黑豆、核桃仁和大米一起放入锅中，加入适量清水，大火烧开后转小火煮40分钟左右，至黑豆和大米软烂即可。

食愈功效 黑豆富含蛋白质、维生素E和花青素等，能对抗自由基，延缓衰老；核桃含有不饱和脂肪酸和B族维生素等，有助于保护心血管健康，提高记忆力。

鸡蛋菠菜煎饼

材料 鸡蛋2个，菠菜100克，面粉50克。

调料 盐、葱花各适量。

做法 1. 菠菜洗净，焯水后过凉，捞出沥干，切碎。

2. 鸡蛋打入碗中，加入面粉、菠菜碎、葱花、盐和适量水，搅拌成面糊。

3. 平底锅刷油，倒入适量面糊，摊成薄饼，小火煎至两面金黄即可。

食愈功效 鸡蛋富含优质蛋白和维生素B_{12}，菠菜提供丰富的叶酸。二者搭配制作煎饼，既能补充营养，又有助于对抗自由基，延缓身体衰老。

南瓜藜麦沙拉

材料 南瓜100克，藜麦30克，生菜、紫甘蓝各40克，葡萄干适量。

调料 橄榄油、醋、盐、黑胡椒碎各少许。

做法 1. 藜麦提前浸泡2小时，煮熟，捞出沥干；南瓜洗净，去皮除子，切小块，蒸熟备用。

2. 生菜和紫甘蓝洗净，切丝，与煮熟的藜麦、南瓜块一起放入碗中，加入橄榄油、醋、盐、黑胡椒碎和葡萄干，拌匀即可。

食愈功效 南瓜含有对抗自由基的类胡萝卜素；藜麦富含优质蛋白、膳食纤维和多种维生素，营养较全面；生菜和紫甘蓝中的维生素和膳食纤维有助于肠道健康，延缓衰老。

香煎秋刀鱼

材料 秋刀鱼2条，柠檬半个。

调料 姜片、料酒、盐、黑胡椒碎各适量。

做法 1. 秋刀鱼洗净，去除内脏，在鱼身上划几刀，用盐、料酒、姜片腌制20分钟。

2. 锅中倒入适量油，油热后放入腌制好的秋刀鱼，小火煎至两面金黄，撒上黑胡椒碎，挤上柠檬汁即可。

食愈功效 秋刀鱼是富含ω-3脂肪酸的鱼类之一，有助于降血脂、减轻炎症，对心血管健康有益；秋刀鱼还含有一定量的维生素D，有助于抗衰老。

胡萝卜苹果小米粥

材料 小米、胡萝卜各50克，苹果1个。

做法 1. 小米洗净；胡萝卜洗净，去皮，切丁；苹果洗净，去皮除核，切块。

2. 将小米、胡萝卜丁放入锅中，加入适量清水，大火煮开后转小火煮20分钟。
3. 放入苹果块继续煮10分钟，至小米软烂即可。

食愈功效 胡萝卜富含胡萝卜素和维生素C，具有抗氧化作用；苹果含有果胶、维生素C等营养成分，可以促进肠道健康，清除自由基；小米富含B族维生素，有助于维持神经系统正常功能，利于延缓衰老。

紫薯银耳羹

材料 紫薯100克，干银耳10克，枸杞子适量。

做法
1. 银耳提前泡发，去除根部杂质，撕成小朵；紫薯洗净，去皮，切小块。
2. 将银耳放入锅中，加入足量清水，大火煮开后转小火炖煮30分钟，放入紫薯块和枸杞子，继续炖煮20分钟，至紫薯软烂即可。

食愈功效 紫薯富含花青素，具有强大的抗氧化能力，能清除自由基；银耳含有丰富的银耳多糖，有助于延缓细胞衰老；枸杞子富含枸杞多糖、胡萝卜素，有助于增强免疫力、保护视力。

柠檬烤鸡腿

材料 鸡腿2个，柠檬1个。

调料 生抽、料酒、盐、黑胡椒碎、蜂蜜、姜末、蒜末各适量。

做法
1. 鸡腿洗净，在表面划几刀。
2. 将鸡腿放入碗中，加入生抽、料酒、盐、黑胡椒碎、姜末、蒜末，挤入柠檬汁，抓匀腌制1小时。
3. 烤箱预热至200℃，将腌制好的鸡腿放入烤盘，刷上一层蜂蜜，放入烤箱烤20分钟。
4. 取出鸡腿，翻面，再刷一层蜂蜜，放上柠檬片，继续烤15分钟，至鸡腿表面金黄即可。

食愈功效 鸡腿含有优质蛋白，有助于维持皮肤弹性；柠檬的抗氧化成分深入鸡肉，可减少自由基伤害，有助于延缓衰老。

玉米黄豆炖汤

材料 玉米1根，黄豆50克，胡萝卜1根。

调料 姜片、盐、料酒、醋各少许。

做法 1. 黄豆提前浸泡6小时；玉米去皮，洗净，切段；胡萝卜洗净，去皮，切块。

2. 锅中加水、料酒，放入黄豆和姜片，大火煮沸后转小火煮40分钟，加入玉米段和胡萝卜块，加入醋，继续炖煮20分钟，加盐调味即可。

食愈功效 玉米富含叶黄素，可以保护视力，延缓大脑衰老；黄豆富含大豆异黄酮，有助于延缓皮肤老化；胡萝卜提供β-胡萝卜素，可对抗自由基。

牛奶炖口蘑

材料 牛奶300毫升，口蘑100克。

调料 盐、白胡椒粉各适量。

做法 1. 口蘑洗净，切片，放入油锅中翻炒至变软出水。

2. 倒入牛奶，大火煮开后转小火炖煮8分钟，期间不断搅拌防止煳锅，加入适量盐和白胡椒粉调味即可。

食愈功效 牛奶含有一定量的维生素D，有助于钙的吸收利用，维持骨骼和牙齿健康；口蘑富含多糖类物质，具有增强免疫力、抗氧化的功效，可延缓细胞衰老。

西蓝花杏仁炒虾仁

材料 西蓝花、虾仁各100克，杏仁30克。

调料 蒜末、盐各少许。

做法 1. 西蓝花洗净，切小朵，焯水备用；虾仁洗净，沥干。

2. 热锅加油，炒香蒜末，加入虾仁炒至变色，加入西蓝花和杏仁翻炒均匀，加盐调味即可。

食愈功效 西蓝花富含叶酸、维生素C，有助于对抗慢性炎症和自由基；虾仁提供优质蛋白，维持细胞修复；杏仁含维生素E，可抗氧化。

杂粮坚果燕麦粥

材料 原味即食燕麦片、红豆、糙米各50克，核桃碎、杏仁碎各15克。

做法 1. 红豆和糙米提前浸泡。

2. 锅中加水煮沸，放入红豆、糙米煮40分钟，加入燕麦片煮10分钟，最后撒入核桃碎、杏仁碎拌匀即可。

食愈功效 燕麦含有β-葡聚糖，有助于增强免疫细胞活性；核桃、杏仁富含维生素E，可抗氧化，有助于提高免疫力；红豆养护心血管。

芦笋鸡胸肉沙拉

材料 鸡胸肉150克，芦笋100克，生菜适量。

调料 橄榄油、柠檬汁、黑胡椒碎、盐各适量。

做法 1. 鸡胸肉洗净，煎熟后切片；芦笋洗净，焯水后切段；生菜洗净，撕片，控干水分。

2. 所有食材放入碗中，拌入橄榄油、柠檬汁、黑胡椒碎、盐调味即可。

食愈功效 鸡胸肉富含优质蛋白，帮助修复细胞；芦笋富含叶酸和抗氧化物质，能减少DNA损伤，保持细胞健康，有助于延缓衰老。

参考文献

[1] Zhang H, Xu Z, Zhao H, et al. Anthocyanin supplementation improves anti-oxidative and anti-inflammatory capacity in a dose-response manner in subjects with dyslipidemia[J]. Redox Biol, 2020, 32: 101474.

[2] Li S, Wu B, Fu W, et al. The anti-inflammatory effects of dietary anthocyanins against ulcerative colitis[J]. Int J Mol Sci, 2019, 20(10): 2588.

[3] Cassidy A, Mukamal KJ, Liu L, et al. High anthocyanin intake is associated with a reduced risk of myocardial infarction in young and middle-aged women[J]. Circulation, 2013, 127(2): 188-196.

[4] Wei BZ, Li L, Dong CW, et al. The relationship of omega-3 fatty acids with dementia and cognitive decline: evidence from prospective cohort studies of supplementation, dietary intake, and blood markers[J]. Am J Clin Nutr, 2023, 117(6): 1096-1109.

[5] Khosroshahi RA, Seyedmahalle MH, Zeraattalab-Motlagh S, et al.The effects of omega-3 fatty acids supplementation on inflammatory factors in cancer patients: a systematic review and dose-response meta-analysis of randomized clinical trials[J]. Nutr Cancer, 2024, 76(1): 1-16.

[6] Donat-Vargas C, Sandoval-Insausti H, Peñalvo JL, et al.Olive oil consumption is associated with a lower risk of cardiovascular disease and stroke[J]. Clin Nutr, 2022, 41(1): 122-130.

[7] Liu C, Wongsonegoro H, Sheng T, et al.Associations between serum micronutrients and all-cause, cancer, and cardiovascular mortality in a national representative population: mediated by inflammatory biomarkers[J]. Redox Biol，2025, 81: 103573.

[8] Zhao B, Ren B, Guo R, et al.Supplementation of lycopene attenuates oxidative stress induced neuroinflammation and cognitive impairment via Nrf2/NF-κB transcriptional pathway[J]. Food Chem Toxicol, 2017, 109(Pt 1): 505-516.

[9] Lv J, Qi L, Yu C, et al. Consumption of spicy foods and total and cause-specific mortality: population-based cohort study[J]. BMJ, 2015, 351: h3942.

[10] Baladia E, Moñino M, Pleguezuelos E,et al. Broccoli consumption and risk of cancer: an updated systematic review and meta-analysis of observational studies[J]. Nutrients, 2024, 16(11): 1583.

[11] Roberts JL, Moreau R. Functional properties of spinach (Spinacia oleracea L.) phytochemicals and bioactives[J]. Food Funct, 2016, 7(8): 3337-3353.

[12] Spagnuolo C, Moccia S, Russo GL. Anti-inflammatory effects of flavonoids in neurodegenerative disorders[J]. Eur J Med Chem, 2018, 153: 105-115.

[13] Bell W, Jennings A, Thompson AS, et al. A flavonoid-rich diet is associated with lower risk and improved imaging biomarkers of nonalcoholic fatty liver disease: a prospective cohort study[J]. Am J Clin Nutr, 2024, 120(6): 1325-1334.

[14] Major J, Crotta S, Finsterbusch K,et al. Endothelial AHR activity prevents lung barrier disruption in viral infection[J]. Nature, 2023, 621(7980): 813-820.

[15] Xiang Y, Xu H, Chen H, et al.Tea consumption and attenuation of biological aging: a longitudinal analysis from two cohort studies[J]. Lancet Reg Health West Pac, 2023, 42: 100955.

[16] Ochoa-Rosales C, van der Schaft N, Braun KVE,et al.C-reactive protein partially mediates the inverse association between coffee consumption and risk of type 2 diabetes: The UK Biobank and the Rotterdam study cohorts[J]. Clin Nutr, 2023, 42(5): 661-669.

[17] Aggarwal BB, Harikumar KB. Potential therapeutic effects of curcumin, the anti-inflammatory agent, against neurodegenerative, cardiovascular, pulmonary, metabolic, autoimmune, and neoplastic diseases[J]. Int J Biochem Cell Biol, 2009, 41(1): 40-59.

[18] Gunawardena D, Karunaweera N, Lee S, et al.Anti-inflammatory activity of cinnamon (C. zeylanicum and C. cassia) extracts—identification of e-cinnamaldehyde and o-methoxy cinnamaldehyde as the most potent bioactive compounds[J]. Food Funct, 2015, 6(3): 910-919.

[19] Andersen G, Kahlenberg K, Krautwurst D, et al.6-Gingerol facilitates CXCL8 secretion and ROS production in primary human neutrophils by targeting the TRPV1 channel[J]. Mol Nutr Food Res, 2023, 67(4): e2200434.

[20] Xu C, Mathews AE, Rodrigues C, et al.Aged garlic extract supplementation modifies inflammation and immunity of adults with obesity: a randomized, double-blind, placebo-controlled clinical trial[J]. Clin Nutr ESPEN, 2018, 24: 148-155.

[21] Mehmood MH, Gilani AUH. Pharmacological basis for the medicinal use of black pepper and piperine in gastrointestinal disorders[J]. J Med Food, 2010, 13(5): 1086-1096.

[22] Imai K, Matsuyama S, Miyake S,et al. Natural cytotoxic activity of peripheral-blood lymphocytes and cancer incidence: an 11-year follow-up study of a general population[J]. Lancet, 2000, 356(9244): 1795-1799.

[23] Hemilä H, Chalker E. Vitamin C for preventing and treating the common cold[J]. Cochrane Database Syst Rev, 2013, 2013(1): CD000980.

[24] Chen X. , He C , Yu W. et al. Associations between dietary carotenoid and biological age acceleration: insights from NHANES 2009–2018[J]. Biogerontology, 2024, 26(1): 24.

[25] Institute of Medicine (US) Panel on Micronutrients. Dietary reference intakes for vitamin A, vitamin K, arsenic, boron, chromium, copper, iodine, iron, manganese, molybdenum, nickel,

silicon, vanadium, and zinc[J]. Washington (DC): National Academies Press (US), 2001.

[26] Slavin J. Fiber and prebiotics: mechanisms and health benefits[J]. Nutrients, 2013, 5(4): 1417-1435.

[27] Asuncion P, Liu C, Castro R, et al. The effects of fresh mango consumption on gut health and microbiome: a randomized controlled trial[J]. Food Sci Nutr, 2023, 11(4): 2069-2078.

[28] Traber MG, Atkinson J. Vitamin E, antioxidant and nothing more[J]. Free Radic Biol Med, 2007, 43(1): 4-15.

[29] Hunter J, Arentz S, Goldenberg J, et al. Zinc for the prevention or treatment of acute viral respiratory tract infections in adults: a rapid systematic review and meta-analysis of randomised controlled trials[J]. BMJ Open, 2021, 11(11): e047474.

[30] Maggini S, Wintergerst ES, Beveridge S, et al. Selected vitamins and trace elements support immune function by strengthening epithelial barriers and cellular and humoral immune responses[J]. Br J Nutr, 2007, Suppl 1: S29-35.

[31] Tan J, Ni D, Taitz J,et al. Dietary protein increases T-cell-independent sIgA production through changes in gut microbiota-derived extracellular vesicles[J]. Nat Commun, 2022, 13(1): 4336.

[32] Meydani SN, Meydani M, Blumberg JB,et al.Vitamin E supplementation and in vivo immune response in healthy elderly subjects: a randomized controlled trial[J]. JAMA, 1997, 277(17): 1380-1386.

[33] Yuan X, Duan Y, Xiao Y, et al. Vitamin E enhances cancer immunotherapy by reinvigorating dendritic cells via targeting checkpoint SHP1[J]. Cancer Discov, 2022, 12(7): 1742-1759.

[34] Dai X, Stanilka JM, Rowe CA, et al. Consuming Lentinula edodes (shiitake) mushrooms daily improves human immunity: a randomized dietary intervention in healthy young adults[J]. J Am Coll Nutr, 2015, 34(6): 478-487.

[35] Zheng Y, Ren W, Zhang L,et al. A review of the pharmacological action of Astragalus polysaccharide[J]. Front Pharmacol, 2020, 11: 349.

[36] Toh DWK, Low JHM, Kim JE. Cardiovascular disease risk reduction with wolfberry consumption: a systematic review and meta analysis of randomized controlled trials[J]. Eur J Nutr, 2022, 61(3): 1177-1186.

[37] Wang R, Hannan MT, Wang M,et al. Long-term consumption of nuts (including peanuts, peanut butter, walnuts, and other nuts) in relation to risk of frailty in older women: evidence from a cohort study[J]. J Nutr, 2023, 153(3): 820-827.

[38] Wild H, Nurgozhina M, Gasevic D, et al. Nut consumption and disability-free survival in community-dwelling older adults: a prospective cohort study[J]. Age Ageing, 2024, 53(11): afae239.

[39] Loma Linda University Adventist Health Sciences Center. Dark chocolate consumption reduces stress and inflammation [J]. Science Daily, 2018.

[40] Iwo MI, Insanu M, Santhana Dass CA. Development of immunonutrient from pumpkin (Cucurbita moschata Duchense ex. Lamk.) seed[J]. Procedia Chem, 2014, 13: 105-111.

[41] Gao QH, Wu CS, Wang M. The jujube fruit: a review of current knowledge of fruit composition and health benefits[J]. J Agric Food Chem, 2013, 61(14): 3351-3363.

[42] Li C, Stražar M, Mohamed AMT, et al. Gut microbiome and metabolome profiling in Framingham heart study reveals cholesterol-metabolizing bacteria[J]. Cell, 2024, 187(8): 1834-1852.

[43] Ternes D, Tsenkova M, Pozdeev VI, et al. The gut microbial metabolite formate exacerbates colorectal cancer progression[J]. Nat Metab, 2022, 4(4): 458-475.

[44] Wang T, Shi Z, Ren H, et al. Divergent age-associated and metabolism-associated gut microbiome signatures modulate cardiovascular disease risk[J]. Nat Med, 2024, 30(6): 1722-1731.

[45] Johansen J, Atarashi K, Arai Y, et al. Centenarians have a diverse gut virome with the potential to modulate metabolism and promote healthy lifespan[J]. Nat Microbiol, 2023, 8(6): 1064-1078.

[46] Wu L, Zeng T, Zinellu A, et al. A cross-sectional study of compositional and functional profiles of gut microbiota in Sardinian centenarians[J]. mSystems, 2019, 4(4): e00325-19.

[47] Bárcena C, Valdés-Mas R, Mayoral P, et al.Healthspan and lifespan extension by fecal microbiota transplantation into progeroid mice[J]. Nat Med, 2019, 25(8): 1234-1242.

[48] Ramezani F, Pourghazi F, Eslami M, et al. Dietary fiber intake and all-cause and cause-specific mortality: an updated systematic review and meta-analysis of prospective cohort studies[J]. Clin Nutr, 2024, 43(1): 65-83.

[49] Arayici ME, Mert-Ozupek N, Yalcin F, et al. Soluble and insoluble dietary fiber consumption and colorectal cancer risk: a systematic review and meta-analysis[J]. Nutr Cancer, 2022, 74(7): 2412-2425.

[50] Gearry R, Fukudo S, Barbara G, et al. Consumption of 2 green kiwifruits daily improves constipation and abdominal comfort: results of an international multicenter randomized controlled trial[J]. Am J Gastroenterol, 2023, 118(6): 1058-1068.

[51] Zhang T, Zhang R, Zhao G, et al. Plant green pigment of chlorophyllin attenuates inflammatory bowel diseases by suppressing autophagy activation in mice[J]. Am J Physiol Gastrointest Liver Physiol, 2022, 323(2): G102-G113.

[52] Morris MC, Wang Y, Barnes LL,et al.Nutrients and bioactives in green leafy vegetables and cognitive decline: prospective study[J]. Neurology, 2018, 90(3): e214-e222.

[53] Radavelli-Bagatini S, Blekkenhorst LC, Sim M, et al. Fruit and vegetable intake is inversely

associated with perceived stress across the adult lifespan[J]. Clin Nutr, 2021, 40(5): 2860-2867.

[54] Wastyk HC, Fragiadakis GK, Perelman D, et al.Gut-microbiota-targeted diets modulate human immune status[J]. Cell, 2021, 184(16): 4137-4153.

[55] Ugai S, Liu L, Kosumi K, et al. Long-term yogurt intake and colorectal cancer incidence subclassified by Bifidobacterium abundance in tumor[J]. Gut Microbes, 2025, 17(1): 2452237.

[56] Lee W, Kwon MS, Yun YR, et al. Effects of kimchi consumption on body fat and intestinal microbiota in overweight participants: a randomized, double-blind, placebo-controlled, single-center clinical trial[J]. J Funct Foods, 2024, 121: 106401.

[57] Abbott M. Kombucha tea's antioxidant properties influence healthy intestinal bacteria improving immune function and other health benefits[J]. American College of Healthcare Sciences, 2018.

[58] Katagiri R, Sawada N, Goto A,et al. Association of soy and fermented soy product intake with total and cause-specific mortality: prospective cohort study[J]. BMJ, 2020, 368: m34.

[59] Ni Lochlainn M, Bowyer RCE, Moll JM,et al.Effect of gut microbiome modulation on muscle function and cognition: the PROMOTe randomised controlled trial[J]. Nat Commun, 2024, 15(1): 1859.

[60] Li H, Zhang L, Li J, Wu Q, et al.Resistant starch intake facilitates weight loss in humans by reshaping the gut microbiota[J]. Nat Metab, 2024, 6(3): 578-597.

[61] Li A, Jin L, Xia H, et al. Effects of oat β-glucan–based prebiotic blended formulas on defecation and gut microbiota in Chinese adults: a randomized clinical trial[J]. Food Science and Human Wellness, 2025, 14(6): 9250278.

[62] Yu J, Xia J, Yang C,et al.Effects of oat beta-glucan intake on lipid profiles in hypercholesterolemic adults: a systematic review and meta-analysis of randomized controlled trials[J]. Nutrients, 2022, 14(10): 2043.

[63] Lutsiv T, Neil ES, McGinley JN,et al.Impact of a pulse-enriched human cuisine on functional attributes of the gut microbiome using a preclinical model of dietary-induced chronic diseases[J]. Nutrients, 2024, 16(18): 3178.

[64] Kansakar U, Trimarco V, Manzi MV, et al. Exploring the therapeutic potential of bromelain: applications, benefits, and mechanisms[J]. Nutrients, 2024, 16(13): 2060.

[65] Gandotra K, Golish J, Rosenberg C, et al.Dissociative identity disorder CPAP adherence: an uncommon factor in obstructive sleep apnea[J]. J Clin Sleep Med, 2018, 14(4): 693-695.

[66] Schell KR, Fernandes KE, Shanahan E, et al.The potential of honey as a prebiotic food to re-engineer the gut microbiome toward a healthy state[J]. Front Nutr, 2022, 9: 957932.

[67] Mysonhimer AR, Brown MD, Alvarado DA, et al. Honey added to yogurt with

Bifidobacterium animalis subsp. lactis DN-173 010/CNCM I-2494 supports probiotic enrichment but does not reduce intestinal transit time in healthy adults: a randomized, controlled, crossover trial[J]. J Nutr, 2024, 154(8): 2396-2410.

[68] Larsson SC, Bergkvist L, Näslund I, et al. Vitamin A, retinol, and carotenoids and the risk of gastric cancer: a prospective cohort study[J]. Am J Clin Nutr, 2007, 85(2): 497-503.

[69] Persson C, Sasazuki S, Inoue M,et al. Plasma levels of carotenoids, retinol, and tocopherol and the risk of gastric cancer in Japan: a nested case-control study[J]. Carcinogenesis, 2008, 9(5): 1042-1048.

[70] Cheney G. Rapid healing of peptic ulcers in patients receiving fresh cabbage juice[J]. Calif Med, 1949, 70(1): 10-15.

[71] Kasarello K, Köhling I, Kosowska A, et al. The anti-inflammatory effect of cabbage leaves explained by the influence of bol-miRNA172a on FAN expression[J]. Front Pharmacol, 2022, 13: 846830.

[72] Sam C, Mehta RS, Ma W, et al.Dietary fiber is associated with decreased risk of gastroesophageal reflux symptoms[J]. Clin Gastroenterol Hepatol, 2024, 22(3): 653-655.

[73] Elbestawy MKM, El-Sherbiny GM, Moghannem SA. Antibacterial, antibiofilm and anti-inflammatory activities of eugenol clove essential oil against resistant *Helicobacter pylori*[J]. Molecules, 2023, 28(6): 2448.

[74] O'Gara EA, Hill DJ, Maslin DJ. Activities of garlic oil, garlic powder, and their diallyl constituents against Helicobacter pylori[J]. Appl Environ Microbiol, 2000, 66(5): 2269-2273.

[75] Li Z, Ying X, Shan F,et al. The association of garlic with Helicobacter pylori infection and gastric cancer risk: a systematic review and meta-analysis[J]. Helicobacter, 2018, 23(5): e12532.

[76] Mortensen MB, Dzaye O, Bøtker HE, et al. Low-density lipoprotein cholesterol is predominantly associated with atherosclerotic cardiovascular disease events in patients with evidence of coronary atherosclerosis: The Western Denmark Heart Registry[J]. Circulation, 2023, 147(14): 1053-1063.

[77] Rapsomaniki E, Timmis A, George J,et al. Blood pressure and incidence of twelve cardiovascular diseases: lifetime risks, healthy life-years lost, and age-specific associations in 125 million people[J]. Lancet, 2014, 383(9932): 1899-1911.

[78] Kelly RK, Tong TYN, Watling CZ, et al. Associations between types and sources of dietary carbohydrates and cardiovascular disease risk: a prospective cohort study of UK Biobank participants[J]. BMC Med, 2023, 21(1): 34.

[79] Dennis KK, Wang F, Li Y, et al. Associations of dietary sugar types with coronary heart disease risk: a prospective cohort study[J]. Am J Clin Nutr, 2023, 118(5): 1000-1009.

[80] Ajufo E, Kany S, Rämö JT, et al. Accelerometer-measured sedentary behavior and risk of future cardiovascular disease[J]. J Am Coll Cardiol, 2025, 85(5): 473-486.

[81] Banks E, Joshy G, Korda RJ, et al. Tobacco smoking and risk of 36 cardiovascular disease subtypes: fatal and non-fatal outcomes in a large prospective Australian study[J]. BMC Med, 2019, 17(1): 128.

[82] Walford HCJ, Hughes AH, Charakida M, et al. Arterial stiffness increase from adolescence to young adulthood is accelerated by smoking and alcohol use[J]. Eur Heart J, 2021, 42(Suppl 1): ehab724.2405.

[83] Odai T, Terauchi M, Okamoto D, et al. Unsalted tomato juice intake improves blood pressure and serum low-density lipoprotein cholesterol level in local Japanese residents at risk of cardiovascular disease[J]. Food Sci Nutr, 2019, 7(7): 2271-2279.

[84] Zhao D, Tian Z, Liang Y,et al.J-shaped association of tomato intake with new-onset hypertension in general adults: a nationwide prospective cohort study[J]. Nutrients, 2022, 14(22): 4813.

[85] Renaud S, de Lorgeril M. Wine, alcohol, platelets, and the French paradox for coronary heart disease[J]. Lancet, 1992, 339(8808): 1523-1526.

[86] Howitz KT, Bitterman KJ, Cohen HY, et al. Small molecule activators of sirtuins extend Saccharomyces cerevisiae lifespan[J]. Nature, 2003, 425(6954): 191-196.

[87] Baur JA, Pearson KJ, Price NL, et al. Resveratrol improves health and survival of mice on a high-calorie diet[J]. Nature, 2006, 444(7117): 337-342.

[88] Aviram M, Rosenblat M, Gaitini D, et al. Pomegranate juice consumption for 3 years by patients with carotid artery stenosis reduces common carotid intima-media thickness, blood pressure, and LDL oxidation[J]. Clin Nutr, 2004, 23(3): 423-433.

[89] Sohrab G, Roshan H, Ebrahimof S, et al. Effects of pomegranate juice consumption on blood pressure and lipid profile in patients with type 2 diabetes: a single-blind randomized clinical trial[J]. Clin Nutr ESPEN, 2019, 29: 30-35.

[90] Zhao N, Jiao K, Chiu YH, et al. Pulse consumption and health outcomes: a scoping review[J]. Nutrients, 2024, 16(10): 1435.

[91] Aburto NJ, Hanson S, Gutierrez H, et al. Effect of increased potassium intake on cardiovascular risk factors and disease: systematic review and meta-analyses[J]. BMJ, 2013, 346: f1378.

[92] Zhao B, Hu L, Dong Y, et al. The effect of magnesium intake on stroke incidence: a systematic review and meta-analysis with trial sequential analysis[J]. Front Neurol, 2019, 10: 852.

[93] Xu D, Feng M, Chu Y, et al. The prebiotic effects of oats on blood lipids, gut microbiota,

and short-chain fatty acids in mildly hypercholesterolemic subjects compared with rice: a randomized, controlled trial[J]. Front Immunol, 2021, 12: 787797.

[94] Hu G, Gu H, Jiang Y, et al. Prevalence and in-hospital outcomes of diabetes among acute ischemic stroke patients in China: results from the Chinese Stroke Center Alliance[J]. J Neurol, 2022, 269(9): 4772-4782.

[95] Hu Y, Ding M, Sampson L, et al. Intake of whole grain foods and risk of type 2 diabetes: results from three prospective cohort studies[J]. BMJ, 2020, 370: m2206.

[96] O'Hearn M, Lara-Castor L, Cudhea F, et al. Incident type 2 diabetes attributable to suboptimal diet in 184 countries[J]. Nat Med, 2023, 29(4): 982-995.

[97] Li C, Li Y, Wang N, et al. Comprehensive modulatory effects of whole grain consumption on immune-mediated inflammation in middle-aged and elderly community residents: a real-world randomized controlled trial[J]. Redox Biol, 2024, 76: 103337.

[98] Katcher HI, Legro RS, Kunselman AR, et al. The effects of a whole grain-enriched hypocaloric diet on cardiovascular disease risk factors in men and women with metabolic syndrome[J]. Am J Clin Nutr, 2008, 87(1): 79-90.

[99] Rohner A, Ried K, Sobenin IA, et al. A systematic review and meta-analysis on the effects of garlic preparations on blood pressure in individuals with hypertension[J]. Am J Hypertens, 2015, 28(3): 414-423.

[100] Glenn AJ, Wang F, Tessier AJ, et al. Dietary plant-to-animal protein ratio and risk of cardiovascular disease in three prospective cohorts[J]. Am J Clin Nutr, 2024, 120(6): 1373-1386.

[101] Chiu DT, Hamlat EJ, Zhang J, et al. Essential nutrients, added sugar intake, and epigenetic age in midlife Black and White women[J]. JAMA Netw Open, 2024, 7(7): e2422749.

[102] van Lent DM, Mesa HG, Short MI, et al. Association between dietary inflammatory index score and incident dementia[J]. Alzheimers Dement, 2025, 21(1): e14390.

[103] Alonso-Pedrero L, Ojeda-Rodríguez A, Martínez-González MA, et al. Ultra-processed food consumption and the risk of short telomeres in an elderly population of the Seguimiento Universidad de Navarra (SUN) Project[J]. Am J Clin Nutr, 2020, 111(6): 1259-1266.

[104] Xiang L, Wu M, Wang Y, et al. Inverse J-shaped relationship of dietary carbohydrate intake with serum Klotho in NHANES 2007–2016[J]. Nutrients, 2023, 15(18): 3956.

[105] Beydoun MA, Beydoun HA, Fanelli-Kuczmarski MT, et al. Association of serum antioxidant vitamins and carotenoids with incident Alzheimer disease and all-cause dementia among US adults[J]. Neurology, 2022, 98(21): e2150-e2162.

[106] Dorey CK, Gierhart D, Fitch KA, et al. Low Xanthophylls, Retinol, Lycopene, and Tocopherols in Grey and White Matter of Brains with Alzheimer's Disease[J]. J Alzheimers

Dis, 2023, 94(1): 1-17.

[107] Shimizu C, Wakita Y, Inoue T, et al. Effects of lifelong intake of lemon polyphenols on aging and intestinal microbiome in the senescence-accelerated mouse prone 1(SAMP1)[J]. Sci Rep, 2019, 9(1): 3671.

[108] Ardisson Korat AV, Shea MK, Jacques PF, et al. Dietary protein intake in midlife in relation to healthy aging - results from the prospective Nurses' Health Study cohort[J]. Am J Clin Nutr, 2024, 119(2): 271-282.

[109] Jacob J, Krishnan V, Antony C, et al. The nutrition and therapeutic potential of millets: an updated narrative review[J]. Front Nutr, 2024, 11: 1346869.

[110] Bull CF, Mayrhofer G, O'Callaghan NJ, et al. Folate deficiency induces dysfunctional long and short telomeres; both states are associated with hypomethylation and DNA damage in human WIL2-NS cells[J]. Cancer Prev Res (Phila), 2014, 7(1): 128-138.

[111] Kovatcheva M, Melendez E, Chondronasiou D, et al. Vitamin B_{12} is a limiting factor for induced cellular plasticity and tissue repair[J]. Nat Metab, 2023,5(11): 1911-1930.

[112] Ruggiero C, Tafaro L, Cianferotti L, et al. Targeting the hallmarks of aging with vitamin D: starting to decode the myth[J]. Nutrients, 2024, 16(6): 906.

[113] Bischoff-Ferrari HA, Gängler S, Wieczorek M, et al. Individual and additive effects of vitamin D, omega-3 and exercise on DNA methylation clocks of biological aging in older adults from the DO-HEALTH trial[J]. Nat Aging, 2025, 5(3): 376-385.

[114] Takeshige K, Baba M, Tsuboi S, et al. Autophagy in yeast demonstrated with proteinase-deficient mutants and conditions for its induction[J]. J Cell Biol, 1992, 119(2): 301-311.

[115] Tsukada M, Ohsumi Y. Isolation and characterization of autophagy-defective mutants of Saccharomyces cerevisiae[J]. FEBS Lett, 1993, 333(1-2): 169-174.

[116] Mizushima N, Noda T, Yoshimori T, et al. A protein conjugation system essential for autophagy[J]. Nature, 1998, 395(6700): 395-398.

[117] de Cabo R, Mattson MP. Effects of Intermittent Fasting on Health, Aging, and Disease[J]. N Engl J Med, 2019, 381(26): 2541-2551.

[118] Chen Y, Li X, Yang M, et al. Time-restricted eating reveals a "younger" immune system and reshapes the intestinal microbiome in human[J]. Redox Biol, 2024, 78: 103422.